用于国家职业技能鉴定

国家职业资格培训教程

GUOJIA ZHIYE ZIGE PEIXUN JIAOCHENG

足部按摩师

（中级）

编审委员会

主　任	刘　康			
副主任	张亚男			
委　员	杨茗茗	高继国	董智俊	张克毅
	冼　芳	朱佑明	杨路平	邓艳业
	李碧云	钱松波	陈　蕾	张　伟

编审人员

主　编	杨茗茗			
副主编	高继国			
编　者	冼　芳	朱佑明	杨路平	邓艳业
	李碧云	钱松波		
主　审	张克毅			
审　稿	董智俊			

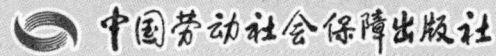

中国劳动社会保障出版社

图书在版编目(CIP)数据

足部按摩师:中级/中国就业培训技术指导中心组织编写.—北京:中国劳动社会保障出版社,2009

国家职业资格培训教程

ISBN 978-7-5045-7323-0

Ⅰ.足… Ⅱ.中… Ⅲ.①足-按摩疗法(中医)-技术培训-教材 Ⅳ.R244.1

中国版本图书馆 CIP 数据核字(2008)第 148732 号

中国劳动社会保障出版社出版发行

(北京市惠新东街1号 邮政编码:100029)

*

中国标准出版社秦皇岛印刷厂印刷装订 新华书店经销
787 毫米×1092 毫米 16 开本 6.5 印张 83 千字
2009 年 6 月第 1 版 2022 年 7 月第 8 次印刷
定价:12.00 元

读者服务部电话:(010)64929211/84209101/64921644
营销中心电话:(010)64962347
出版社网址:http://www.class.com.cn

版权专有 侵权必究

如有印装差错,请与本社联系调换:(010)81211666
我社将与版权执法机关配合,大力打击盗印、销售和使用盗版图书活动,敬请广大读者协助举报,经查实将给予举报者奖励。
举报电话:(010)64954652

前　言

为推动足部按摩师职业培训和职业技能鉴定工作的开展，在足部按摩师从业人员中推行国家职业资格证书制度，中国就业培训技术指导中心在完成《国家职业标准·足部按摩师》（2006 年版）（以下简称《标准》）制定工作的基础上，组织参加《标准》编写和审定的专家及其他有关专家，编写了足部按摩师国家职业资格培训系列教程。

足部按摩师国家职业资格培训系列教程紧贴《标准》要求，内容上体现"以职业活动为导向、以职业能力为核心"的指导思想，突出职业资格培训特色；结构上针对足部按摩师职业活动领域，按照职业功能模块分级别编写。

足部按摩师国家职业资格培训系列教程共包括《足部按摩师（基础知识 初级）》《足部按摩师（中级）》《足部按摩师（高级）》《足部按摩师（技师）》4 本。《足部按摩师（基础知识 初级）》基础知识部分的内容涵盖《标准》的"基本要求"，是各级别足部按摩师均需掌握的基础知识；其他各级别教程的章对应于《标准》的"职业功能"，节对应于《标准》的"工作内容"，节中阐述的内容对应于《标准》的"技能要求"和"相关知识"。

本书是足部按摩师国家职业资格培训系列教程中的一本，适用于对中级足部按摩师的职业资格培训，是国家职业技能鉴定推荐辅导用书。

本书在编写过程中得到北京若石保健按摩学校、杭州天意行足道公司、浙江台州贵足足道公司、广东东莞花园足道有限公司、广东东莞虎门丽景沐足公司等单位的大力支持与协助，在此一并表示衷心的感谢。

中国就业培训技术指导中心

目　录

CONTENTS　国家职业资格培训教程

第1章　接待与咨询 ……………………………………………… （ 1 ）

第 1 节　接待 ……………………………………………………… （ 1 ）

第 2 节　咨询 ……………………………………………………… （ 4 ）

思考题 ……………………………………………………………… （ 7 ）

第2章　足部按摩 ………………………………………………… （ 8 ）

第 1 节　按摩递质的选择与足部放松 …………………………… （ 8 ）

第 2 节　足底部按摩 ……………………………………………… （ 11 ）

第 3 节　足部其他部位按摩 ……………………………………… （ 41 ）

思考题 ……………………………………………………………… （ 73 ）

第3章　整理 ……………………………………………………… （ 74 ）

第 1 节　小腿部整理 ……………………………………………… （ 74 ）

第 2 节　足部整理 ………………………………………………… （ 84 ）

思考题 ……………………………………………………………… （ 98 ）

第1章

接待与咨询

第1节　接　　待

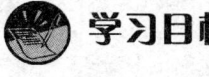 **学习目标**

➤能够主动询问宾客是否有预约，并做出合理安排

➤能够将宾客引领到指定的服务区

　　足部按摩场所接待程序，迎、送宾客服务礼仪知识，接待的基本要求见初级部分，本部分所叙述的足部按摩场所接待程序及基本要求主要是指在足部按摩场所的接待过程中，按照预约的种类合理地接待宾客。在接待宾客时，按摩师应该注意自己身体所展示出的各种姿势，主要注意走姿、站姿、手臂姿势和表情神态。

一、预约的种类

1. 预约房间

　　宾客提前预订的房间有最多人数限制和服务项目的限制。比如，X房间只能容纳5位宾客，只能进行足部按摩服务，因灯光暗而不能进行

修脚服务。

2. 预约按摩师

有时宾客会提前预订自己满意的一位或多位按摩师，而没有预订服务项目和房间。

3. 预约按摩师级别

宾客提前预订某级别的按摩师数名，而没有预订由这一级别的哪一位按摩师提供服务。

二、站姿

站立时应该挺胸抬头，面部朝向正前方，双眼平视，下颌微微内收，颈部挺直，双肩放松，自然呼吸，腰部直立。

男按摩师将双手相握于身后，双脚叉开大致与肩部同宽，要注意展现出男性的刚健、潇洒与自信的风采；女按摩师两脚呈"V"状分开，脚尖之间的距离约一个拳头的宽度，挺胸抬头，将双手相握叠放于腹前，要注意展现出女性温柔、典雅的韵味。

三、走姿

男按摩师在行进时，速度可以稍快，脚步稍大，步伐要奔放有力，充分展示男性的阳刚之美；女按摩师在行进时，速度可以稍慢，脚步稍小，步伐要轻快飘逸，得体地体现出女性的阴柔之美。

特别注意以下事项：

1. 行走时尽可能走在一条直线上。女按摩师行走时要走一字步，切忌晃臀、小碎步；男按摩师步伐可大一些，两脚之间距离为 10 cm 或者一拳，双臂前后摆动约 25°。

2. 男按摩师每步约 40 cm，女按摩师每步约 36 cm，并且步子的大小应当大体保持一致。

3. 在行进过程中身体的重心应落在前脚掌上，勿停留在后脚上。

4. 行进时的速度应保持相对稳定，不宜过快、过慢，或者忽快忽慢，切忌奔跑、跳跃。

5. 行进时要保持身体协调、和谐，切忌吹口哨、吃零食。

6. 行进时要保持整体姿态的优美。

四、手臂姿势

手臂姿势是指按摩师在接待宾客的过程中，手臂所表现出的具体动作。为宾客指路时的主要手臂姿势是：以肩肘关节为轴将一臂打开约80°，手心向上，颈部微转，眼随手转，同时要确保宾客能看到，切忌用手指指路。

五、表情神态

表情神态是指按摩师在工作过程中，脸上所表现出来的神情变化。因为宾客很容易从按摩师的表情神态中看出其服务态度，所以按摩师应注意自己眼神和笑容的表露，遵循谦恭、友好、适时、真诚的原则，为宾客做好服务。

六、接待、引领宾客以及送客

1. 当宾客进入门厅时，主动为宾客开门，面带微笑，礼貌问候，做到彬彬有礼，举止文雅。主动询问宾客是否有预约并做出合理安排。

（1）如果宾客已经预订了房间，应直接将宾客带领至预订的房间，由店铺负责人来安排按摩师。

（2）如果宾客预订了指定的按摩师，则让宾客稍等或根据宾客数带领其至合适的房间，通知预订的按摩师。

（3）如果宾客预订了按摩师的级别，则根据宾客数将宾客带领至合适的房间，然后由店铺负责人询问宾客并安排合适的按摩师。

2. 引领宾客到达按摩区后，应主动征询宾客的服务要求，根据顾客的需求为宾客调试好房间的空调温度及电视频道并与等位宾客进行沟通，消除宾客在等位时的急躁情绪。对个别不礼貌的宾客要及时沟通，消除误解，化解冲突。

3. 当宾客离开时，要热情送客。面带微笑，礼貌欢送，热情有礼，举止大方，注意使用迎送语。

七、注意事项

1. 按摩场所的设施、布置应整洁美观，使顾客一进门就感到这里的工作井井有条、充满生气。

2. 接待人员服装整洁，女接待人员着淡妆，佩戴好工作牌，不留长指甲，言谈举止得当。

3. 接待人员应熟悉工作场所内部的设施、项目消费情况以及礼仪接待等知识要求，以便熟练而规范地为每一位顾客服务。

4. 公平对待每一位顾客，特别是对生理有缺陷、对服务有抱怨、对进门却不消费的顾客等都应热情接待。

5. 说话声音、操作声音、取放物品、走路脚步要轻。

6. 进门或者进电梯时退后一步请宾客先进。上楼梯时宾客在前，按摩师在后；下楼梯时按摩师在前，宾客在后。

第 2 节　咨　　询

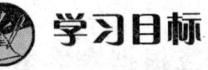 **学习目标**

➤ 掌握沟通的概念、方式及技巧

➤ 能够为宾客推荐服务项目

➤ 能够解答宾客有关服务项目的咨询

与宾客沟通的技巧是服务行业从业人员应该掌握的基本技能，与宾客建立良好关系是建立关系网、扩大经营范围的关键。

一、沟通的概念

沟通包含着信息和想法的传递，如果信息和想法没有被传送到，则意味着沟通没有发生，也就是说，说话者没有听众就不能构成沟通。

二、沟通的方式

沟通方式包括语言沟通、书面沟通和体态沟通等。足部按摩行业因其特殊性，沟通时多采用语言沟通，运用有声语言进行沟通时应该注意用词要准确，条理要清晰，声音要优美、动听，要根据语言场景的需要，强调重点，加重语气，掌握语速，保证语意清楚、明确。

三、沟通的技巧

足部按摩行业属于服务性行业，因此主要是通过情感沟通来建立关系。正确运用情感沟通的技巧，有助于公关目的的实现。运用时要注意：

1. 满足宾客情感的需要，耐心倾听宾客的想法，理解其意思并尽量满足其合理要求。

2. 注重情感沟通的互动效果，既要满足宾客的感情需要，又要引导宾客进行合理健康的消费。

3. 掌握情感沟通的有利时机，善于察言观色，把握不同时机与宾客进行直接沟通，获取最真实的资料。

四、足浴按摩的作用

现代医学证明，脚掌上有无数的神经末梢，与大脑紧密相连，脚的健康不仅能反映身体局部（脚）的健康，也能反映人整体的健康状况。因此，坚持每天临睡前用热水洗脚，不仅是讲究卫生、清洁身体所必需的，还可以防治脚气、脚干裂、冻疮以及下肢浮肿、下肢不温等症。同时，通过经络的作用还可以防治其他疾病，如神经衰弱、夜尿频多、便秘、眩晕、失眠、关节炎等。运动员、长途行走者及老年人运动、锻炼之后，用热水洗洗脚，能起到解除疲劳、改善睡眠、增进食欲的功能。

足部按摩以中医的阴阳整体学说和西医的神经体液调控学说为理论基础，是一种效果显著、无毒副作用的保健方法，特别是对中老年人的自我保健有着不可忽视的作用。

足浴按摩可以通过下列途径调整人体的各项功能：

1. 增加微血管的血流量，特别是侧支微血管血流量的增加，能促进血液更好、更有效地循环。

2. 软化血管，增加血管的弹性，从而减少血管因受压力而被破坏的危险性。

3. 促使身体的很多肌肉，尤其是大腿肌肉连续收缩从而起到放松的作用。在放松肌肉的同时，促使肌肉中的大量血管也跟着连续收缩、放松，继而增进肌肉与血液循环的运动效率，加强氧的吸收、运送和有效利用。

4. 可以提高心脏的效率，使心脏跳动的频率降低而抽送更多的血液，以便能应付突发的紧急事件。

5. 可以增加体力与耐力，缓解紧张和压力，提高免疫力，降低机体受感染的概率。

6. 可以减少血液凝结，保持血液顺畅，预防心脑血管疾病的发生。

7. 可以调节内分泌，平衡体内激素水平。

8. 可以调节体重与血压，减少患心脏病和糖尿病的风险。

9. 加强新陈代谢，促进各个系统生理功能的自我调节。

10. 足部按摩是一种缓解紧张和忧虑的有效方法。足部按摩能消除气血运行的障碍，疏通经络，促进人体正常生理功能的恢复。

五、向宾客介绍服务项目

根据所在企业的服务项目可向顾客进行如下介绍："我们的店铺有初级、中级、高级、技师 4 个级别的按摩师为您提供不同档次的足部按摩服务，您想选择哪个级别的按摩师呢？"

当宾客问及各级别按摩师之间的区别时，可以回答："我国目前的足部按摩师分为初级、中级、高级和技师 4 个级别，初级是休闲型，中级是休闲保健型，高级是保健型，技师是保健康复型。初级主要是按摩脚底 6 个基本反射区，使您感觉到舒服；中级在初级的基础上按摩脚底的脚趾、脚掌、脚心、脚后跟等 35 个反射区，还有脚内侧、脚外侧和脚背的反射区，并能通过按摩接触大致了解您的身体状况；高级按摩师在中级的基础上另外按摩一些对某些亚健康状态有良好调整作用的特殊反射区，还可以通过观察、按摩了解您的身体状况，并根据您的身体状况制定出比较适合您的按摩方法。技师在高级按摩师的基础上加入经络腧穴的按摩，对您身体的保健作用更强。"

另外，还应根据所在企业的特点向宾客介绍服务项目和特色，以及各个服务项目的价格。

六、注意事项

1. 在接待宾客时，要严格按照足部按摩场所的接待程序和要求完成，为宾客营造一个规范和温馨的环境。

2. 熟记所有的服务项目，对顾客的询问给予满意答复，给宾客留下专业周到的印象。

思 考 题

1. 预约的种类包括哪些？
2. 简述足部按摩师在为宾客服务时其站姿与走姿的要求是什么。
3. 沟通的概念与方式是什么？
4. 简述沟通的技巧。

第2章
足部按摩

第1节 按摩递质的选择与足部放松

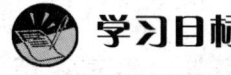 **学习目标**

➤ 掌握常用按摩递质的特点及成分

➤ 能够根据宾客的足部肤质向其推荐适宜的按摩递质

➤ 能够正确使用按摩递质

按摩递质的作用是防止皮肤间直接摩擦导致的损伤，增强渗透力，使按摩力度均匀。按摩膏和护肤品一样，从大方面来说分为滋润型、控油型和介于两者之间的普通型。干性皮肤一般选用具有滋润作用的按摩膏，油性皮肤一般选用具有控油作用的按摩膏，中性皮肤可不作特殊选择，用中性的按摩膏就可以了。

一、常用按摩递质的特点及成分

1. 青瓜素按摩膏

（1）主要成分

青瓜提取物、HA、维生素 E、天然保湿剂 NMF-26、霍霍巴油、尿囊素、矿物油等。

（2）特点

1）特有的营养成分能够滋润光滑皮肤，改善皮肤状况，使肌肤白皙、润泽、有弹性。

2）添加特有的保湿剂能够软化足部角质层，祛除皮肤表面坏死老化的死皮，促进营养成分的吸收，并且能够祛除足部的异味。

3）添加特殊添加剂，能够直接修护粗糙、皲裂、受损的肌肤，令其保持充盈的水分和营养，有效、深入地改善足部皮肤干燥、干裂而引起的多皱、脱屑、起皮、老化、冻裂、湿痒、起异味等现象。

4）添加青瓜素提取物，使用后皮肤香气怡人，适用于干性皮肤。

2. 苦参排毒护肤按摩膏

（1）主要成分

苦参、百部、蛇床子、金银花、黄柏等提取物。

（2）特点

1）对细菌性、霉菌性、白色念珠球菌等真菌引起的皮肤感染、足癣、脚臭、烂脚、体癣、毛囊炎、皮肤瘙痒等症状有一定的抑制作用。

2）能够深层清洁和修复足部坏死的皮肤组织，长期使用能使皮肤光滑、细亮，适用于湿性有脚癣的皮肤。

（3）使用注意事项

皮肤有伤口的部位慎用。

3. 青瓜素蛇油滋润按摩膏

（1）主要成分

青瓜提取物、高纯度蛇油、HA、维生素 E、矿物油、天然保湿因子等。

（2）特点

1）内含高纯度蛇油及特殊的皮肤软化成分和渗透剂，能有效、深入、持久地改善皮肤的干燥、干裂、多皱、脱屑、起皮、皮肤老化、角质化的现象。

2) 特别对冻疮及冻裂有良好的修复和防护作用，直接修护粗糙及干裂的受损皮肤。

3) 青瓜素蛇油滋润按摩膏适用于任何肤质。

二、推荐按摩递质

推荐按摩递质时，一定要根据宾客的足部肤质，向宾客推荐适宜的按摩递质。

1. 人体的肤质

人体肤质各不相同，一般分为干性、油性和中性3类。

（1）干性皮肤的肤质比较干燥，一般是由于皮肤的皮脂腺分泌过少，不足以滋润皮肤并受到外界干燥气候影响所致。

（2）油性皮肤与干性皮肤相反。

（3）中性皮肤介于干性皮肤、油性皮肤两者之间。

2. 为宾客推荐按摩递质

为宾客推荐按摩递质前要首先了解宾客的皮肤肤质，经常出汗的脚一般属于湿性肌肤，建议其使用干性的按摩递质。脚部经常干裂的一般是干性皮肤，建议其使用滋润型按摩递质。多数宾客是中性皮肤，使用中性的按摩递质。

对于足部干裂、有死皮、角质层较厚的宾客建议其先修脚，之后再使用按摩递质进行按摩；对干性肌肤的宾客在按摩完毕后建议其不要清洗足部的按摩递质，因为这些按摩递质具有滋润作用，对肌肤有很好的滋润、保养效果。

针对不同顾客的不同肤质选择不同递质会使按摩效果显著提升，不使用按摩递质而直接给宾客按摩会对宾客的皮肤造成伤害。

选择好按摩递质之后，对宾客做足部放松。将按摩递质均匀地涂在足部，然后进行足部放松处理。放松手法同初级部分足部放松的手法。

三、注意事项

1. 不能在没有使用按摩膏的情况下，直接对足部进行按摩，这样做容易损伤手足部皮肤。

2. 一定要根据不同的肤质有针对性地选择按摩递质。

第 2 节　足底部按摩

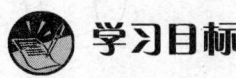 **学习目标**

➢能按踇趾额窦、三叉神经、小脑及脑干、颈项、颈椎、鼻、大脑、脑垂体、甲状旁腺、甲状腺、四趾额窦（六个面）、眼及耳（六个点及聪耳明目）反射区的顺序依次按摩，每个反射区按摩 5 次

➢能按斜方肌、肺及支气管、心脏（右足为肝）、脾脏（右足为胆）反射区的顺序依次按摩，每个反射区按摩 5 次

➢能按胃、胰、十二指肠、小肠、大肠（左足为横结肠、降结肠、乙状结肠、直肠；右足为盲肠、回盲瓣、升结肠、横结肠、直肠）、肛门反射区的顺序依次按摩，每个反射区按摩 5 次

➢能按失眠点、生殖腺反射区的顺序依次按摩，每个反射区按摩 5 次

足部反射区的分布具有一定的规律，每个反射区大体上都有一个范围。足底部一般反射区对应脏腑组织器官的正常解剖位置和生理功能，掌握这些反射区是进行足部按摩的首要条件和基本功。

一、足底部一般反射区

1. 额窦反射区

（1）生理位置

两眉间的空腔。

（2）功能

参与发音。

（3）反射区位置

双脚五趾尖端，右侧额窦反射区在左脚上，左侧的反射区在右脚上（见图 2—1）。额窦反射区由跗趾额窦和其他四趾额窦组成。

（4）操作手法

单食指扣拳法，一手固定脚跗趾，另一手用食指关节自内向外压刮按摩（见图 2—2），做 3～6 次。其余四趾用单食指扣拳法自上向下按刮，按次序由足趾端向趾根端压刮 5 次（见图 2—3）。力度要均匀、稍慢，不要滑脱。

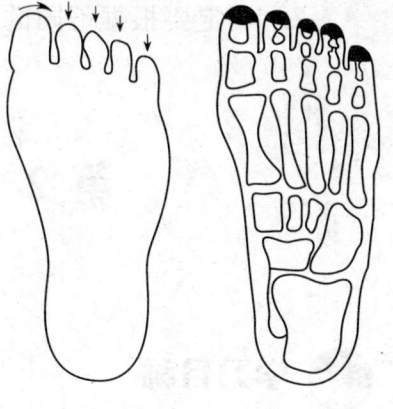

图 2—1　额窦反射区

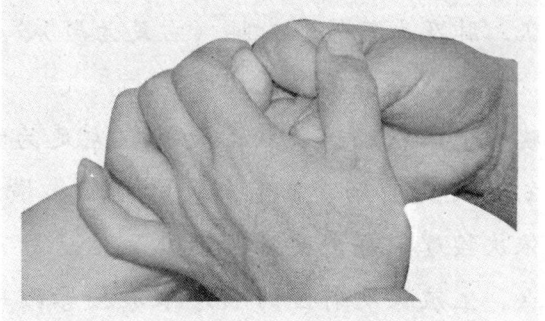

图 2—2　单食指扣拳法按摩跗趾额窦反射区

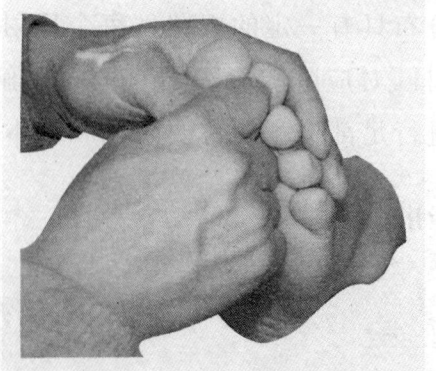

图 2—3　由足趾端向趾根端压刮

（5）适应证

脑中风、脑震荡、鼻窦炎、头疼、头晕、失眠、发烧及眼、耳、鼻、口腔疾患。

2. 三叉神经反射区

（1）生理位置

头颅前两侧，包括视神经、上颌神经、下颌神经，分布于眶腔、鼻腔、口腔等处。

（2）功能

三叉神经为混合性神经，是最粗大的脑神经，含有躯体感觉纤维和躯体运动纤维。躯体感觉纤维三叉神经节位于颅中窝颞骨岩部尖端，内含假单极神经元，其中枢突进入脑桥止于三叉神经脑桥核和三叉神经脊束核，周围突出三叉神经节组成3支。第1支称为眼神经，第2支称上颌神经，第3支称为下颌神经，管理头面部感觉。

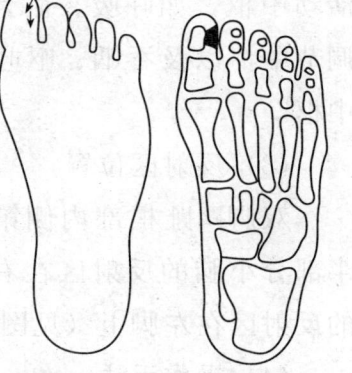

图2—4 三叉神经反射区

（3）反射区位置

双脚踇趾末节外侧上中段，在小脑反射区上前方，右侧三叉神经的反射区在左脚上，左侧的反射区在右脚上（见图2—4）。

（4）操作手法

扣指法，一手握脚，另一手拇指端施力，先向趾腹方向挤压，然后稍放松回到原位，再向足跟方向压推（见图2—5），重复3遍。

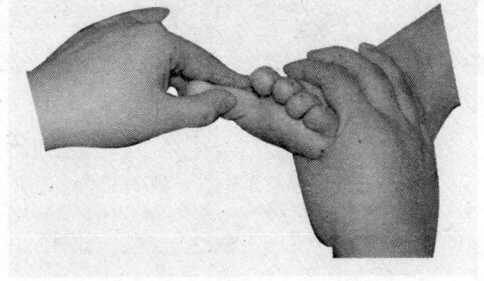

图2—5 扣指法按摩三叉神经

（5）适应证

颜面神经麻痹及三叉神经痛、偏头痛、失眠、泪腺炎、牙痛，及头、面、眼、耳、鼻部不适。

3．小脑及脑干反射区

（1）生理位置

小脑位于脑桥后的后颅腔内，大脑半球枕叶的下方。脑干由中脑、桥脑及延脑组成，脑干位于小脑前方，大脑半球和延髓之间。

（2）功能

小脑主要参与躯体运动功能的调节，维持躯体平衡。小脑后叶有增强肌紧张的功能，前叶有抑制肌紧张的功能。脑干中有许多重要的生命活动中枢，如呼吸、血管运动、心脏活动调节中枢以及吞咽、呕吐和消化腺等反射中枢。

（3）反射区位置

双脚蹋趾根部内侧第二趾骨头处，左半部分小脑的反射区在右脚上，右半部分的反射区在左脚上（见图2—6）。

（4）操作手法

扣指法或单食指扣拳法，直接在反射区由上而下按压5次（见图2—7）。

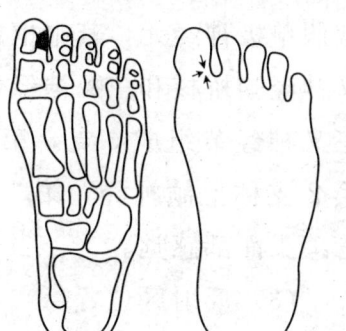

图2—6　小脑及脑干反射区

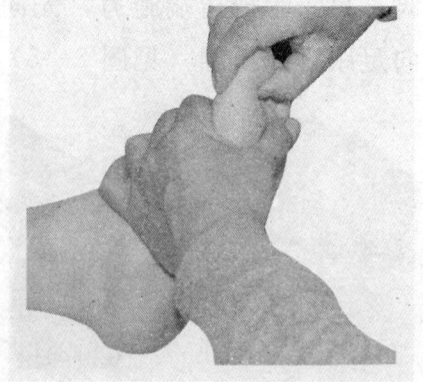

图2—7　扣指法按摩小脑及脑干反射区

（5）适应证

脑震荡、脑肿瘤、高血压、失眠、中风、半身不遂、肌肉紧张、肌腱关节疾病。

4. 颈项反射区

（1）生理位置

头与胸廓之间，前面称颈部，后面称项部。

（2）功能

颈项的中枢是颈椎，有支撑和运动功能，颈项软组织内有重要的血管、神经、食道及气管通过。

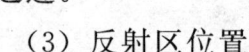

（3）反射区位置

双脚蹞趾根部横纹处，敏感点在趾面内侧，左侧颈项反射区在右脚上，右侧反射区在左脚上（见图2—8）。

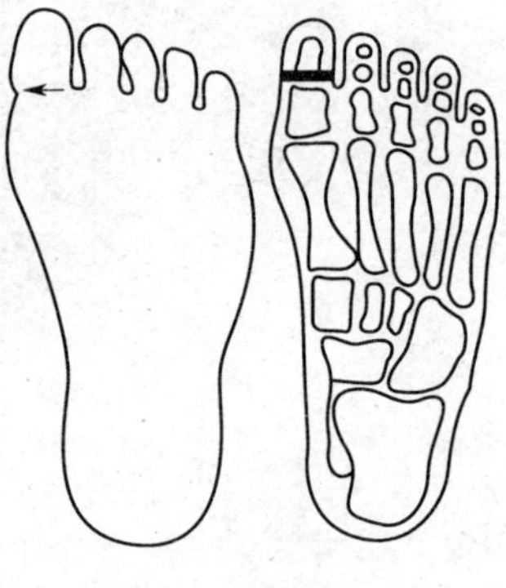

图2—8　颈项反射区

（4）操作手法

1）按摩颈项反射区：扣指法沿着蹞趾根部（第一、第二趾间）先压住痛点，再向内侧推压，反复3次（见图2—9）。

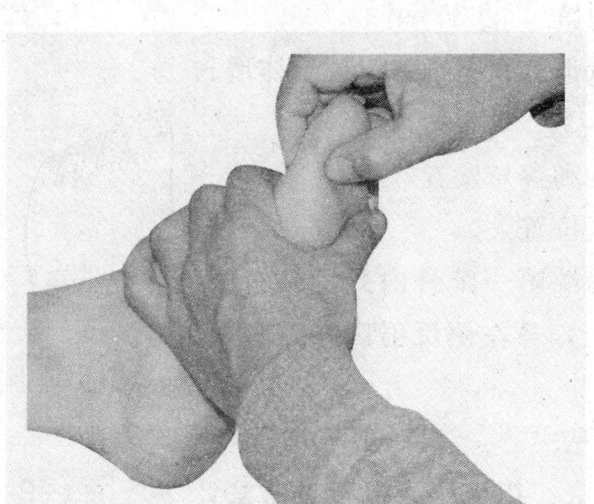

图2—9　扣指法按摩颈项反射区

2）按摩颈椎反射区：双指钳法（见图2—10），用食指中节按压脚踇趾内侧，固定反射区位置，定点加压按摩5次或向上提压。

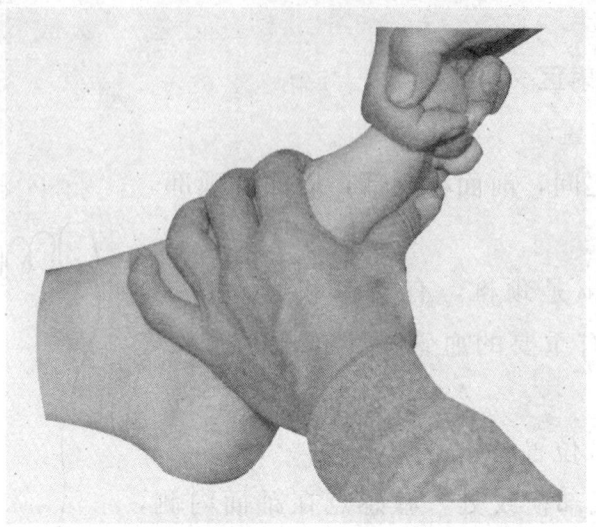

图2—10　双指钳法按摩颈椎反射区

（5）适应证

颈部酸痛、颈部僵硬、颈部软组织损伤、高血压、落枕等。

5．鼻反射区

（1）生理位置

面部中央近似上窄下宽的三棱锥体形。

（2）功能

呼吸、嗅觉和参与发音。

（3）反射区位置

双脚踇趾远端第一趾骨内侧。鼻右侧反射区在左脚上，鼻左侧反射区在右脚上（见图2—11）。

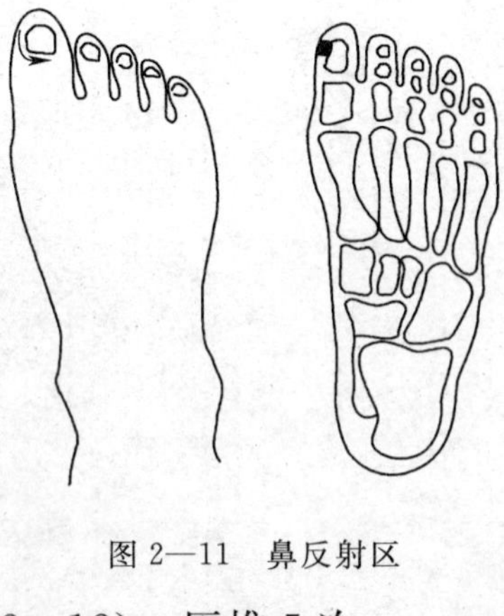

（4）操作手法

1）保健手法：扣指法或拇指推掌法，压住痛点并由足跟向足趾端方向施力（见图2—12），压推5次。

2）通气法：单食指扣拳法，直接压3次或多次。

图2—11　鼻反射区

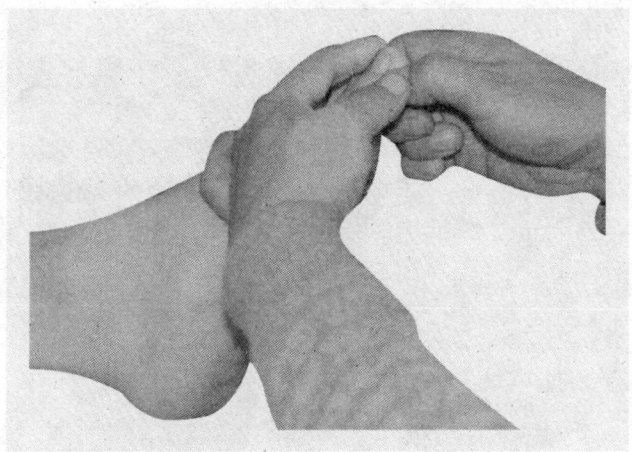

图 2—12　扣指法压住痛点

（5）适应证

鼻炎、鼻出血、鼻塞、鼻窦炎等鼻部及上呼吸道疾患等。

6．大脑反射区

（1）生理位置

人体最重要的器官，位于颅腔之中，主要由两侧大脑半球组成。

（2）功能

大脑皮质是中枢神经系统的最高部位，是高级神经活动的物质基础，是机体全部功能活动的最高调节器官。

（3）反射区位置

双脚踇趾末节掌面的全部。右侧大脑的反射区在左脚上，左侧大脑的反射区在右脚上（见图 2—13）。

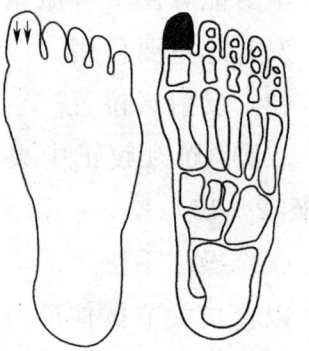

图 2—13　大脑反射区

（4）操作手法

单食指扣拳法，由踇趾趾端向足跟方向压刮 5 次（见图 2—14）。

（5）适应证

高血压、脑中风、脑震荡、头痛、头晕、头重、失眠、脑血栓和视觉受损等。

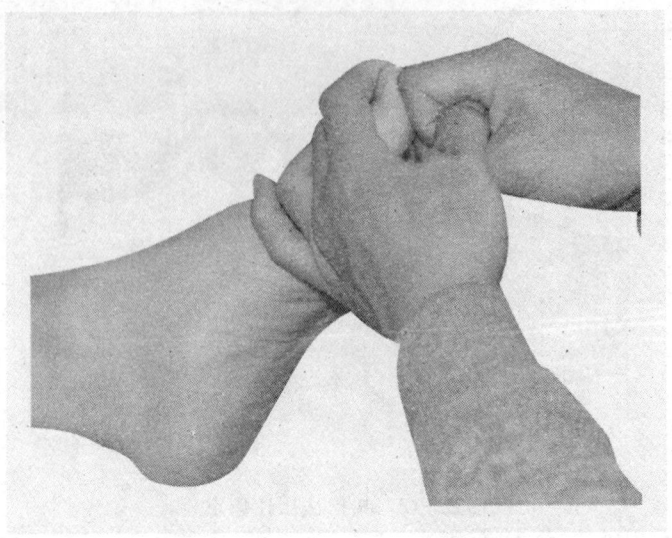

图 2—14　单食指扣拳法按摩大脑反射区

7．脑垂体反射区

（1）生理位置

颅底蝶鞍区的垂体窝内，呈椭圆形。

（2）功能

至少能分泌 7 种激素，对人类的繁殖、生长、发育起重要作用。

（3）反射区位置

双脚拇趾趾腹正中央，在大脑反射区深部（见图 2—15）。

（4）操作手法

以食指关节按住反射区，另一手拇指压住食指中部，然后手腕轻轻抬起，至该区有胀痛感为止，反复 5 次（见图 2—16）。

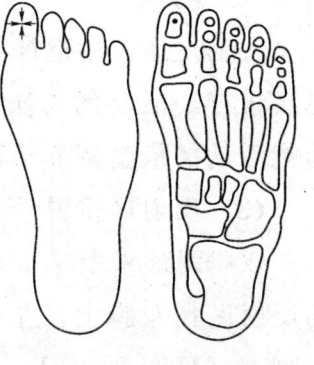

图 2—15　脑垂体反射区

（5）适应证

内分泌、甲状旁腺、肾上腺、生殖腺、胰等功能失调，小儿发育不良，遗尿，减肥，性功能障碍，更年期综合征等。

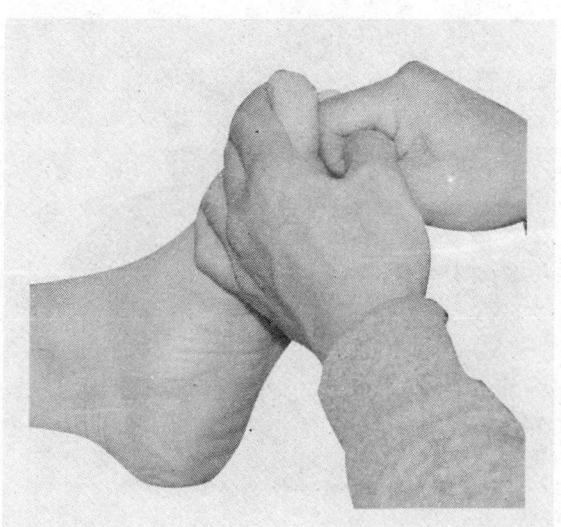

图 2—16　按摩脑垂体反射区

8. 甲状旁腺反射区

（1）生理位置

呈扁卵圆形，棕黄色，如绿豆大的小腺体。一般为上、下两对，均贴附于甲状腺左、右的后缘或埋藏于甲状腺组织中。

（2）功能

调节人体的钙磷代谢、维持血中钙和无机磷浓度的相对稳定。

（3）反射区位置

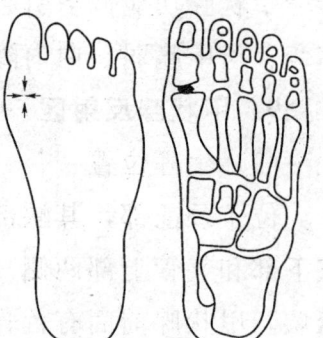

图 2—17　甲状旁腺反射区

双脚脚掌第一跖趾关节凹陷处（见图 2—17）。

（4）操作手法

1）单食指扣拳法，食指弯曲处尽量找到并平行卡入第一跖趾关节，向前顶入关节缝内按压，感到酸胀为好，反复 5 次。

2）扣指法，一手拇指指端扣入关节缝内按压，感到酸胀为止，反复 5 次。

3）双指钳法，一手握脚，另一手食指、中指弯曲呈钳状夹住被施术的踇趾，以食指第二节骨内侧按压反射区，以拇指加压至有酸胀感为止，定点按压 3~4 次（见图 2—18）。

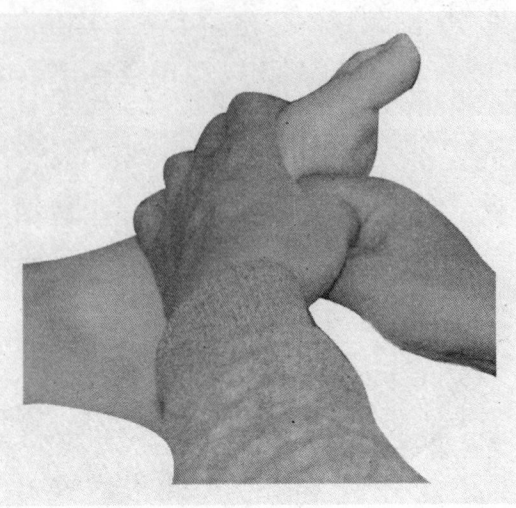

图 2—18 拇指加压按摩甲状旁腺反射区

（5）适应证

甲状腺功能低下引起的缺钙症状，如筋骨酸痛、抽筋、手足麻痹或痉挛、指甲脆弱、白内障；也可作为癫痫发作时的急救等。

9. 甲状腺反射区

（1）生理位置

位于颈前部，其峡部多位于第 2～4 气管软骨环前面，左右叶贴于喉下部和气管上部两侧。临床急救进行气管切开术时，应尽量避开甲状腺峡。甲状腺前面有舌骨下肌等遮盖，后方有颈总动脉、迷走神经和颈内静脉等。

（2）功能

体内 1/5 的碘储藏于甲状腺内，它有促进新陈代谢、维持生长发育等作用。

（3）反射区位置

双足底第一跖骨 1/2 的跖骨头处至第一、二跖骨间，再向趾端呈弯带状（见图 2—19）。

（4）操作手法

1）单食指扣拳法，由跖跟向趾端刮，反复 3 次。

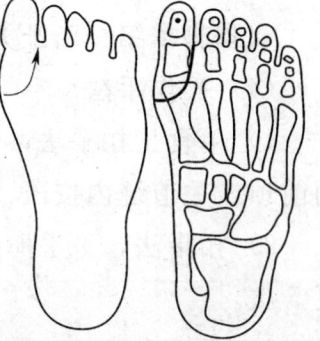

图 2—19 甲状腺反射区

2）拇指桡侧由跖跟向趾端压推，拐弯处为敏感点，再向上靠内侧面直推（见图2—20）。

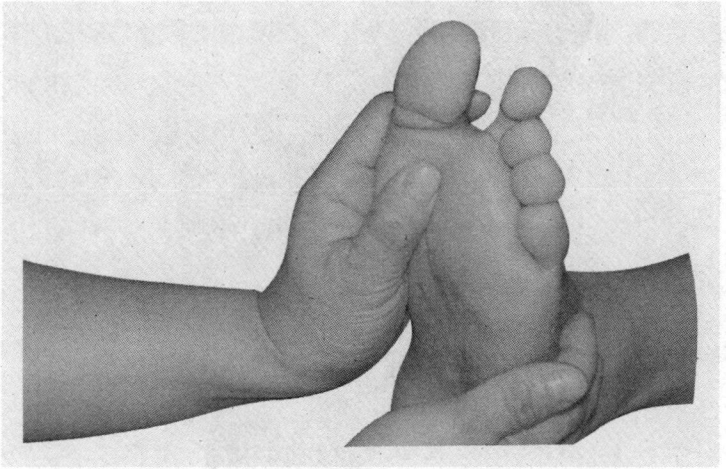

图2—20　拇指桡侧由跖跟向趾端压推甲状腺反射区

（5）适应证

甲状腺分泌不足、心悸、失眠、情绪不稳、甲状腺肿大、减肥等。

10．眼反射区

（1）生理位置

眼眶内，是视物中枢的前哨。

（2）功能

视物。

（3）反射区位置

双脚第二趾与第三趾根部，包括脚底和脚背两个位置，右眼反射区在左脚上，左眼反射区在右脚上（见图2—21）。

（4）操作手法

1）单食指扣拳法，每点5次。

2）捏指法，每点5次（见图2—22）。

3）在第二、三趾两侧及趾面各由远至近垂直按推5次（见图2—22、图2—23）。

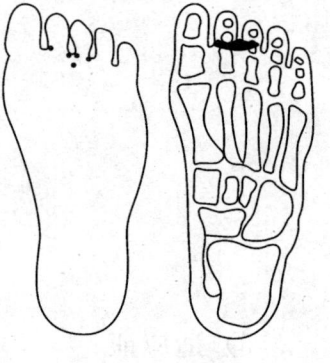

图2—21　眼反射区

足部按摩师（中级）

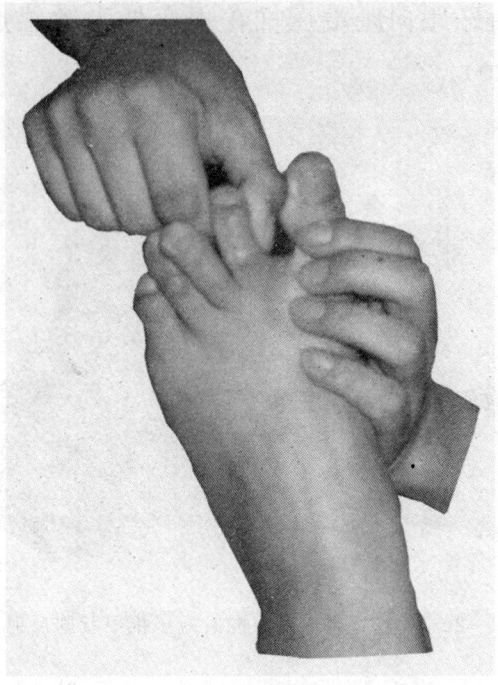

图 2—22　捏指法按摩眼反射区

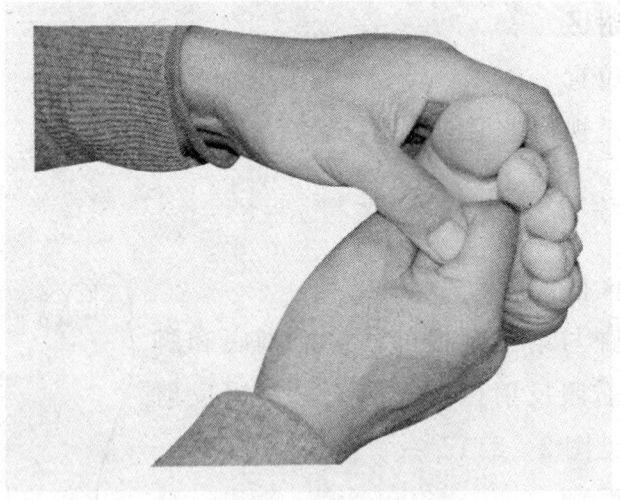

图 2—23　垂直按推眼反射区

（5）适应证

结膜炎、角膜炎、近视、花眼、远视、青光眼、白内障等眼疾和眼出血症状。

11. 耳反射区

（1）生理位置

位于头部两侧，包括平衡器官，分为内耳、中耳、外耳3个部分。

（2）功能

听声音。

（3）反射区位置

双脚第四、五趾双侧、趾面及根部。右耳反射区在左脚上，左耳反射区在右脚上（见图2—24）。

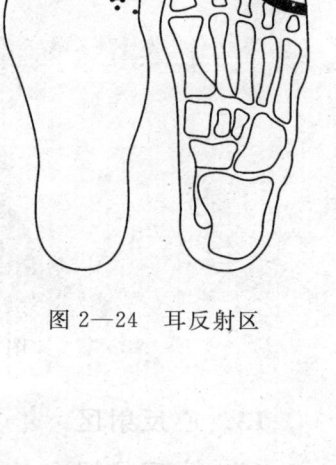

图2—24 耳反射区

（4）操作手法

同眼的三种按摩手法。

（5）适应证

各种耳病（耳炎、耳鸣、重听）、鼻咽癌等。

在眼和耳的反射区按摩完毕后，为了加强按摩效果，用食指指关节对四趾根部的眼和耳的反射区进行按摩，按摩方向是从第五趾向第二趾横向压刮，此种操作方法称为聪耳明目。

12. 斜方肌反射区

（1）生理位置

位于项部和背部左右两侧，呈扁平阔肌。

（2）功能

参与颈部、两背及上背部活动。

（3）反射区位置

双足部，在眼、耳反射区下方，呈一条横带状，斜方肌反射区在同侧脚上（见图2—25）。

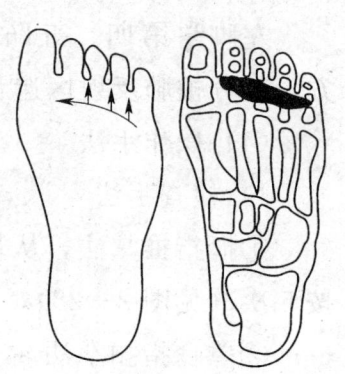

图2—25 斜方肌反射区

（4）操作手法

单食指扣拳法，由外向内压刮5次（见图2—26）。

（5）适应证

颈背酸痛、手无力、手酸、落枕等。

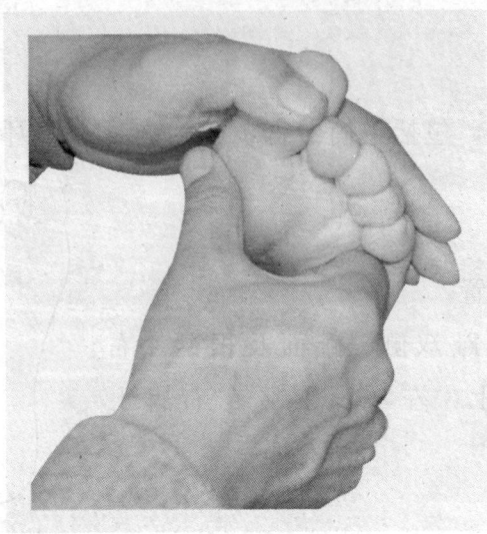

图 2—26　由外向内压刮斜方肌反射区

13．心反射区

（1）生理位置

心是一个形似倒置的，前后稍扁的圆锥体，它居于横膈（横膈包括胸部以上的心、肺两脏和头面部）之上，称之为"君主之官"。

（2）功能

心血管系统中最主要的脏器，是推动血液循环的动力站。

（3）反射区位置

左脚掌第四、五跖骨之间，肺反射区下方，部分被肺反射区遮盖（见图 2—27）。

（4）操作手法

1）检查手法

①拇指推掌法，从足跟向足趾方向轻轻推按 5 次（见图 2—28）。

②单食指扣拳法 a，以食指间关节背面向脚趾方向压刮 5 次（见图 2—29）。

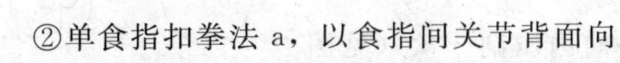

图 2—27　心反射区

③单食指扣拳法 b，用食指间关节顶点施力，垂直定点按压 5 次。

2）保健手法

第 2 章 足部按摩

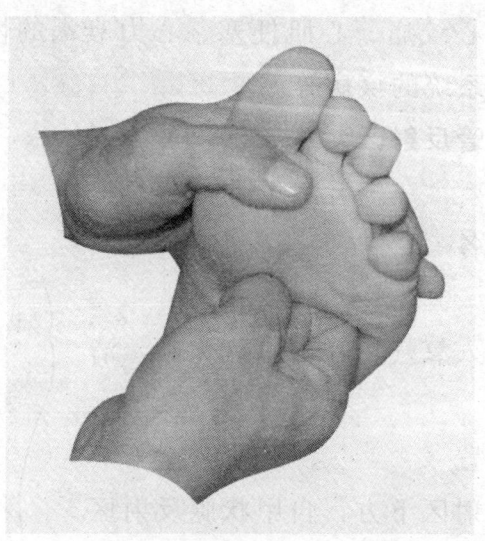

图 2—28 拇指推掌法按摩心反射区

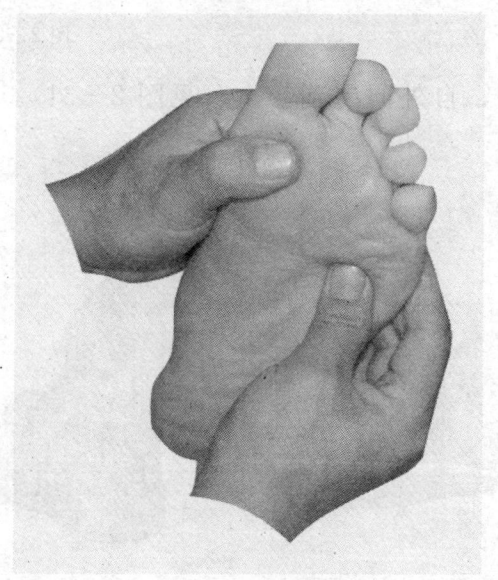

图 2—29 单食指扣拳法按摩心反射区

①补法，拇指推掌法，分轻、中、重三步，由足跟向足趾方向按摩。

②泻法，单食指扣拳法，分轻、中、重三步，由足趾向足跟方向按摩。

保健按摩中要求力度不可过重，其原则是先用轻手法，如患者能承受可适当加力。

（5）适应证

心脏疾患，如心绞痛、心肌梗塞、心力衰竭的恢复期、心率不齐、心功能不全及循环系统的疾病等。

14．肺及支气管反射区

（1）生理位置

胸腔内，左右各一。

（2）功能

呼吸功能，吸入氧气，呼出二氧化碳，清洁血液。

（3）反射区位置

双脚斜方肌反射区下方，自甲状腺反射区向外成扇形至肩反射区处。肺反射区在同侧脚上（见图2—30）。

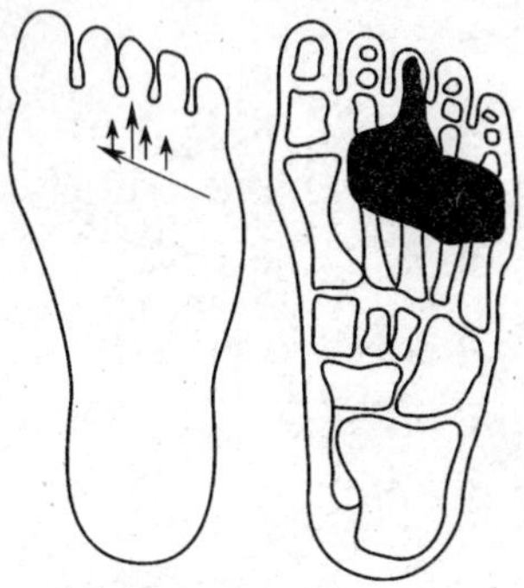

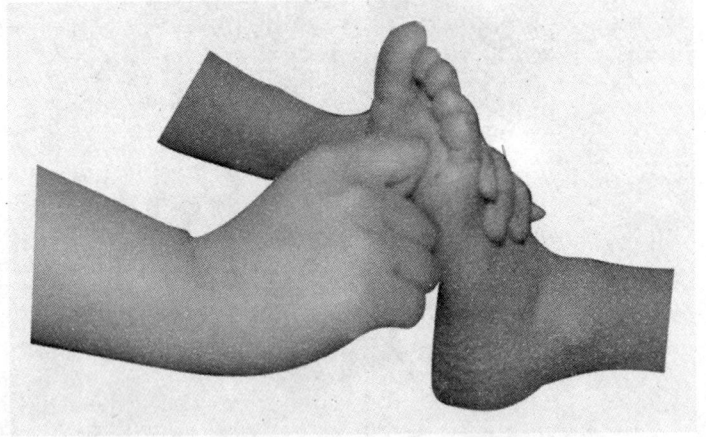

图2—30　肺及支气管反射区

（4）操作手法

单食指扣拳法，自外向内刮5次（见图2—31）。

图2—31　单食指扣拳法按摩肺及支气管反射区

（5）适应证

肺部及支气管疾患，如肺炎、支气管炎、哮喘、肺气肿、胸闷等。

15．脾反射区

（1）生理位置

位于中焦（中焦指膈以下、脐以上的上腹部）。

（2）功能

造血、调节血细胞数量、储血及免疫功能。

（3）反射区位置

左脚脚掌第四、五跖骨间基底部，心脏反射区下方约二横指处（见图2—32）。

（4）操作手法

单食指扣拳法，直接向下按压3～4次（见图2—33）。

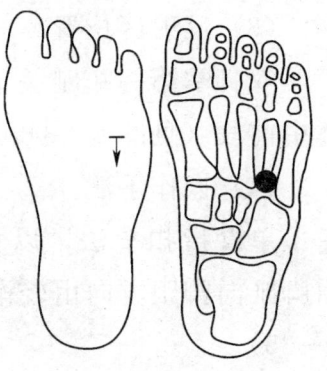

图2—32 脾反射区

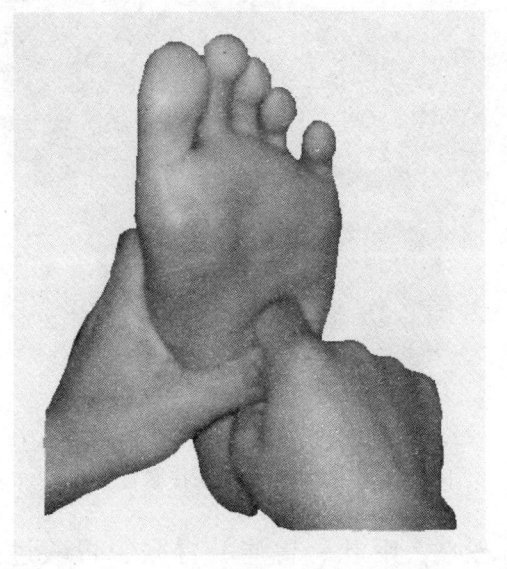

图2—33 单食指扣拳法按摩脾反射区

（5）适应证

贫血、食欲不振、消化不良、发烧、炎症、皮肤病，增强免疫力和抗癌能力、配合放射治疗。

16．胃反射区

（1）生理位置

位于中焦，膈之下。

（2）功能

分泌酸性胃液消化分解食物，还可杀死胃内的一些致病菌。

（3）反射区位置

双脚掌第一跖趾关节之后，即第一跖骨体中前段（见图2—34）。

（4）操作手法

单食指扣拳法，以食指关节顶点施力，由脚趾向脚跟方向由轻渐重压刮5次（见图2—35）。

（5）适应证

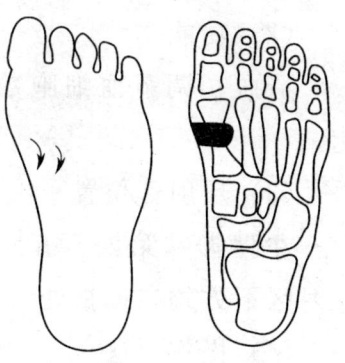

图2—34　胃反射区

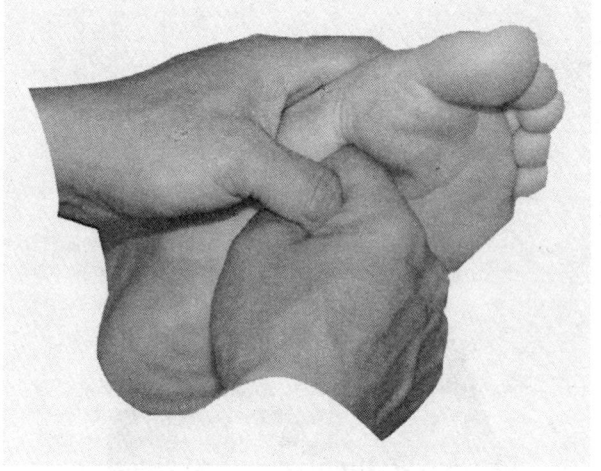

图2—35　单食指扣拳法按摩胃反射区

胃部疾患，如恶心、呕吐、胃痛、胃胀、胃酸过多、消化不良、急慢性胃炎、胃下垂等。

17．胰反射区

（1）生理位置

人体第二大消化腺，位于胃的后方，在第一、二腰椎的高处横贴于腹后壁，位置较深。

（2）功能

分泌胰液经胰管注入十二指肠，具有最强的消化能力，能消化蛋白质、糖和脂肪。

（3）反射区位置

双脚掌第一跖骨体中下段，在胃和十二指肠反射区之间（见图2—36）。

（4）操作手法

同胃反射区按摩手法。

（5）适应证

消化系统及胰脏本身疾病、糖尿病、胰腺炎等。

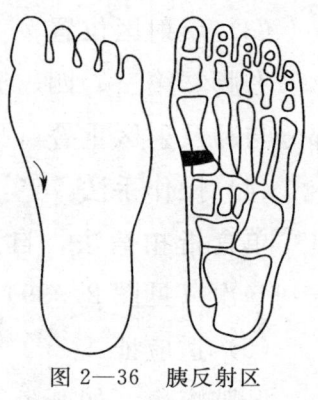

图2—36 胰反射区

18. 十二指肠反射区

（1）生理位置

小肠的起始段，全长约25～30 cm，相当于12个横指并列的距离，上端起于幽门，下端至十二指肠空肠曲与空肠连续。十二指肠呈"C"字形包绕胰头，分为上部、降部、水平部和升部。

（2）功能

接收从胃输入的食糜，对其进行进一步消化吸收。

（3）反射区位置

在胰反射区下方，即双脚掌第一跖骨基底段（见图2—37）。

（4）操作手法

同胃反射区按摩手法。

（5）适应证

胃及十二指肠疾患，如腹胀、消化不良、十二指肠溃疡、食欲不振、食物中毒等。

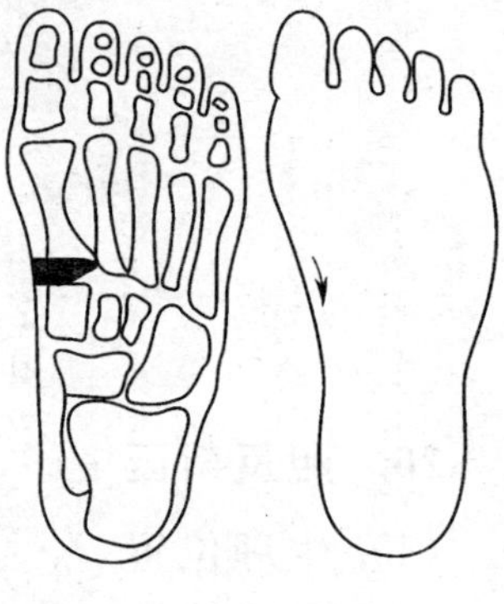

图2—37 十二指肠反射区

19. 肝反射区

（1）生理位置

位于腹部，横膈之下，右胁之内。

（2）功能

人体最大的消化腺和解毒器官，能将代谢物、废物、有毒物质排出体外，还能合成蛋白质，将非糖物质转变为糖，分泌胆汁促进脂肪的消化吸收。

（3）反射区位置

右脚掌第三、四、五跖骨上半部，前端少部分与肺反射区重叠（见图2—38）。

（4）操作手法

单食指扣拳法，自足跟向足趾外端施力，压刮5次（见图2—39）。

（5）适应证

肝脏疾患，如肝炎、肝硬化、肝肿大、肝功能失调等。

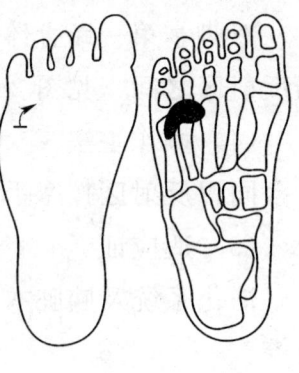

图2—38　肝反射区

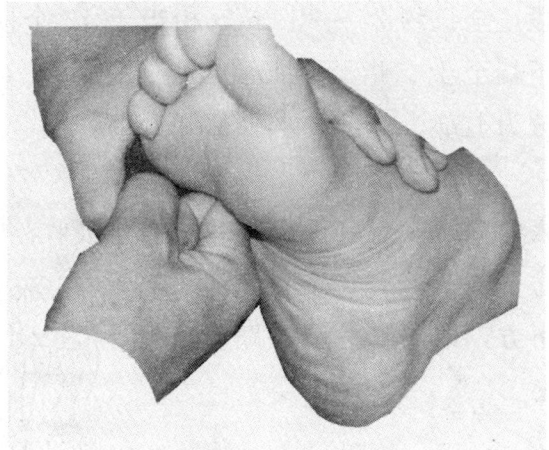

图2—39　单食指扣拳法按摩肝反射区

20．胆反射区

（1）生理位置

六腑之首，又隶属于奇恒之腑。胆与肝相连，附于肝之短叶间。肝和胆有经脉相互络属而为表里。

（2）功能

容纳存留浓缩胆汁，进食时排入十二指肠，帮助消化食物。

（3）反射区位置

右脚掌第三、四跖骨上部，位于肝脏反射区之内（见图2—40）。

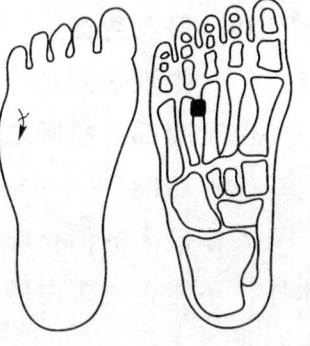

图2—40　胆反射区

（4）操作手法

单食指扣拳法，以食指关节顶点施力，定点向下压刮5次（见图2—41）。

（5）适应证

胆囊疾患，如胆结石、黄疸病、胆囊炎及其他胆疾患。

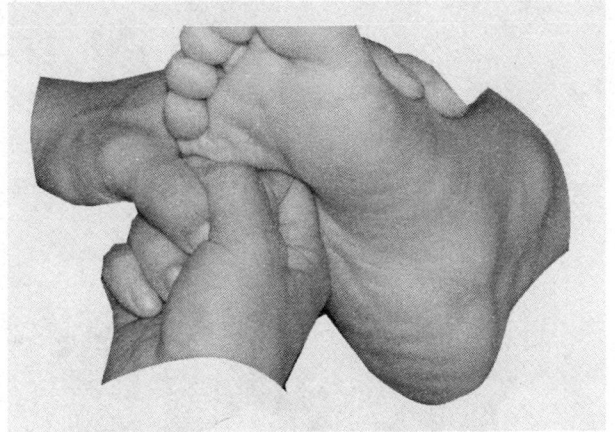

图2—41　单食指扣拳法按摩胆反射区

21. 小肠反射区

（1）生理位置

小肠是一个相当长的管道器管，位于腹中，其上端在幽门处与胃相接，其下端通过阑门与大肠相连。

（2）功能

消化吸收功能。参与小肠内消化的碱性消化液有胰液、胆汁和小肠液。小肠通过蠕动和分节运动，使食糜与消化液均匀混合，同时推动食糜到大肠。

（3）反射区位置

双脚掌楔骨部位至跟骨间凹陷区域，被大肠反射区包围（见图2—42）。

（4）操作手法

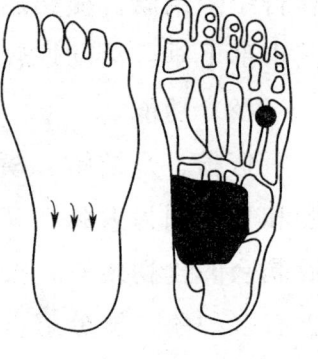

图2—42　小肠反射区

双指拳法，四指弯曲，同时由足趾端向足跟方向压刮5次（见图2—43），要求施力时要快速、均匀、有节奏。

（5）适应证

消化系统的疾患，如胃肠胀气、腹泻、腹痛、急慢性肠炎以及心脏方面的疾病等。

总之胃、胰、十二指肠的保健法可以和小肠保健法类似，均可由胃向十二指肠反射区方向，由足趾端向足跟端统一压刮约 3～5 次。

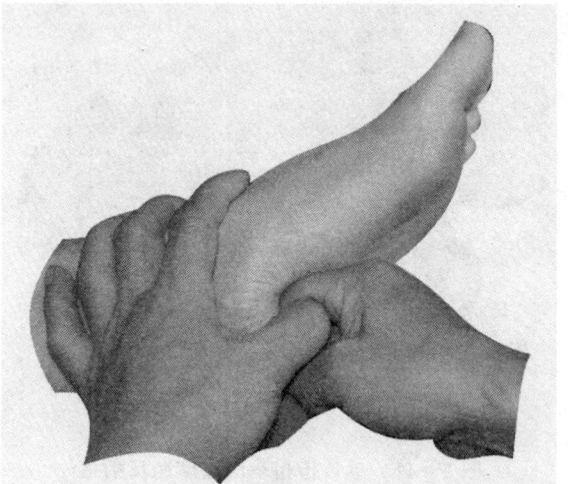

图 2—43　双指拳法按摩小肠反射区

22. 横结肠反射区

（1）生理位置

长约 50 cm，起自结肠右曲，向左横行至脾处再向下弯成结肠左曲，移行于降结肠。横结肠全部被腹膜包被，并借横结肠系膜连于腹后壁，其中部下垂，活动性较大。

（2）功能

盲肠、升结肠、横结肠、降结肠、乙状结肠和直肠同为大肠，其功能是将小肠消化吸收后剩余的食物残渣，按顺序向前移动。大肠内含有多种酶，能分解食物残渣和植物纤维。大肠不断吸收水分，最后使食物残渣形成粪便。回盲瓣与小肠衔接处的瓣膜，只向盲肠开放，使粪便不能回流入小肠。

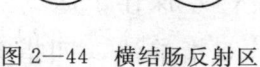

图 2—44　横结肠反射区

（3）反射区位置

位于双脚掌中间，横越脚掌呈一条带状区（见图2—44）。

（4）操作手法

单食指扣拳法，以食指按带状走向压刮5次（见图2—45）。

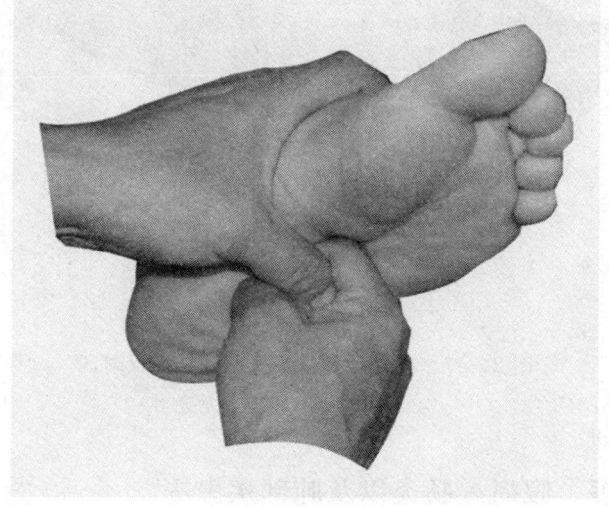

图2—45　单食指扣拳法按摩横结肠反射区

（5）适应证

消化系统疾患，如腹泻、腹痛、肠炎、便秘以及肺部疾病等。

23. 降结肠反射区

（1）生理位置

长约20 cm，从结肠左曲开始，沿腹后壁的左侧下降，至左髂嵴处移行于乙状结肠，降结肠后面结缔组织附贴于腹后壁，所以活动性也小。

（2）功能

同横结肠。

（3）反射区位置

在左脚掌中部，前接横结肠反射区外侧端，沿脚外侧平行向下呈带状区域（见图2—46）。

（4）操作手法

单食指扣拳法，由脚趾向脚跟方向压刮3～4次（见图2—47）。

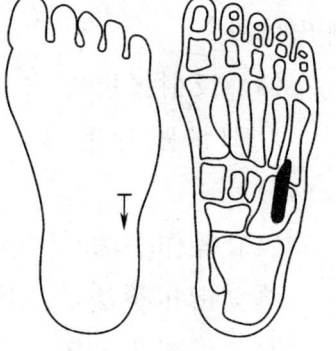

图2—46　降结肠反射区

足部按摩师（中级）

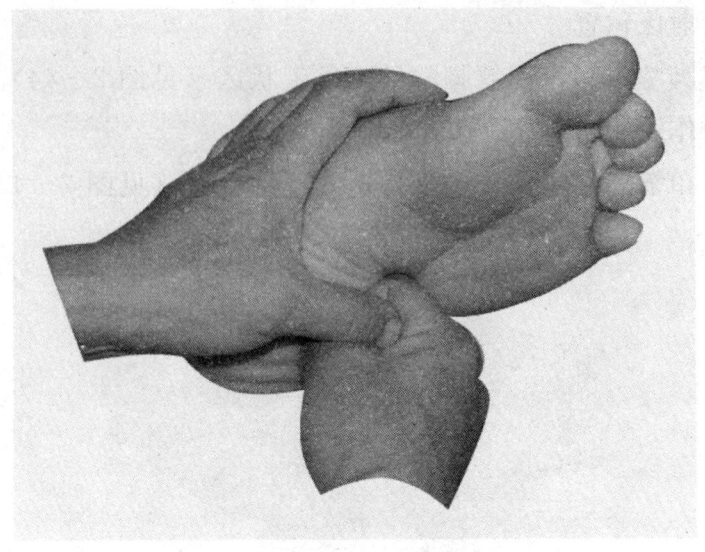

图 2—47 单食指扣拳法按摩降结肠反射区

（5）适应证

便秘、腹泻、腹痛、肠炎以及肺部疾患等。

24. 乙状结肠和直肠反射区

（1）生理位置

乙状结肠长约 40～45 cm，平左髂嵴处接续降结肠，呈"乙"字形弯曲，至第三骶椎前面移行于直肠。直肠为大肠的末段，长约 15～16 cm，位于小骨盆内。

（2）功能

粪便进入直肠时就有便意，通过直肠和腹部肌肉收缩，增加腹压，将粪便通过肛门排出体外。

（3）反射区位置

左脚掌跟骨前缘，呈一横带状（见图 2—48）。

（4）操作手法

单食指扣拳法，从反射区外侧向内侧压刮 5 次（见图 2—49）。

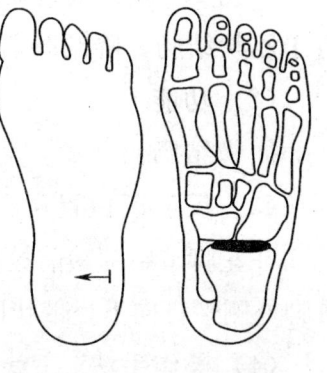

图 2—48 乙状结肠和直肠

34

国家职业资格培训教程

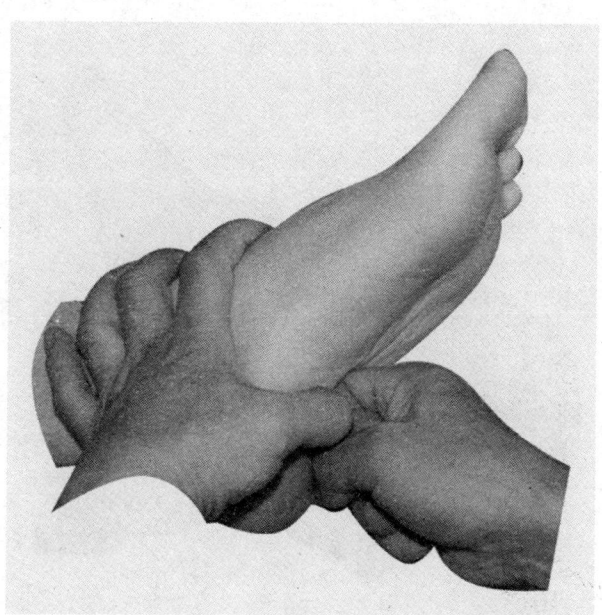

图 2—49　单食指扣拳法按摩乙状结肠和直肠

（5）适应证

乙状结肠和直肠疾患，如炎症、息肉、便秘、痔疮以及肺部疾病等。

25. 肛门反射区

（1）生理位置

位于盆腔内，直肠的终端。

（2）功能

控制排便、排气。

（3）反射区位置

左脚掌跟骨前缘，乙状结肠和直肠反射区的末端，与膀胱区相邻（见图 2—50）。

（4）操作手法

单食指扣拳法，以食指关节顶点在肛门反射区垂直定点按压 5 次（见图 2—51）。

（5）适应证

便秘、痔疮、瘘管等。

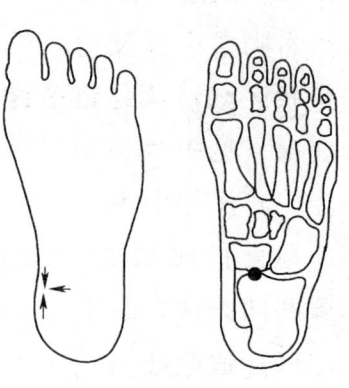

图 2—50　肛门反射区

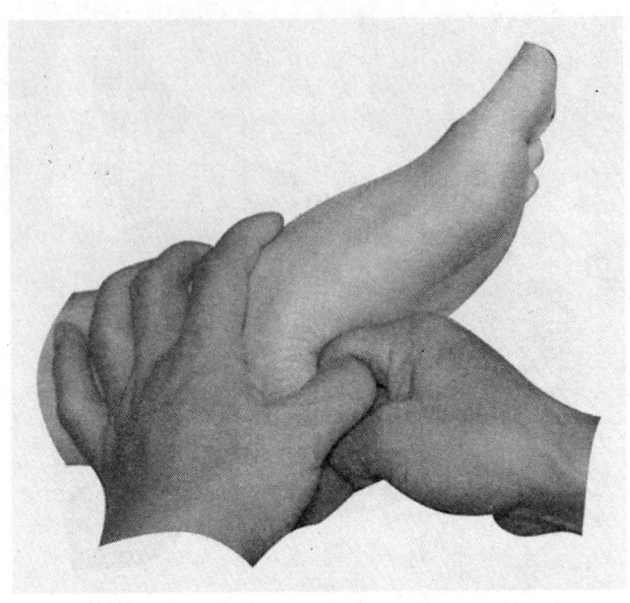

图 2—51　单食指扣拳法按摩肛门反射区

26. 升结肠反射区

（1）生理位置

升结肠长约 15 cm，是盲肠向上延续部分，自右髂窝沿腹后壁的右侧上升至肝下方向左弯成结肠右曲，移行于横结肠。升结肠后面借结缔组织附贴于腹后壁，故活动性较小。

（2）功能

同横结肠。

（3）反射区位置

右脚掌小肠反射区外侧与脚外侧缘平行的带状区域，从足跟前缘外侧上行至第五跖骨底部（见图 2—52）。

（4）操作手法

单食指扣拳法，以食指关节顶点施力，由脚跟向脚趾方向压刮 5 次（见图 2—53）。

（5）适应证

消化系统的疾患，如腹泻、腹痛、肠炎、便秘以及肺部疾病等。

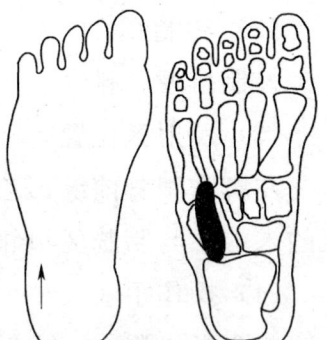

图 2—52　升结肠反射区

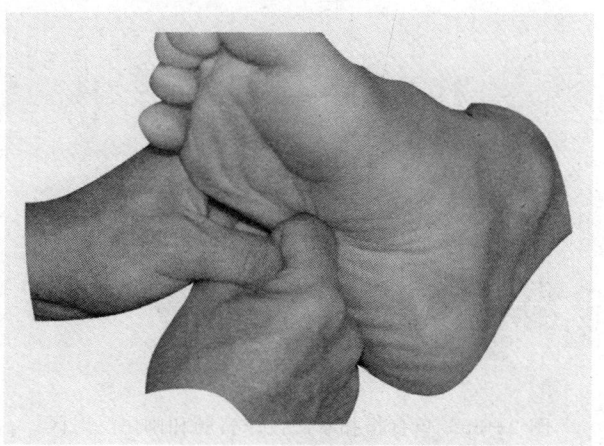

图 2—53　单食指扣拳法按摩升结肠反射区

27. 盲肠和阑尾反射区

（1）生理位置

盲肠为大肠起始的膨大盲端，长约 6～8 cm，位于右髂窝内，向上通升结肠，向左通回肠。

阑尾形如蚯蚓，又称蚓突。上端连通盲肠的后内壁，下端游离，一般长约 7～9 cm。阑尾全长都附有阑尾系膜，其活动性较大。

（2）功能

盲肠是大肠中最粗、最短、通路最多的一段。最新研究发现，阑尾具有丰富的淋巴组织，参与机体的免疫功能。

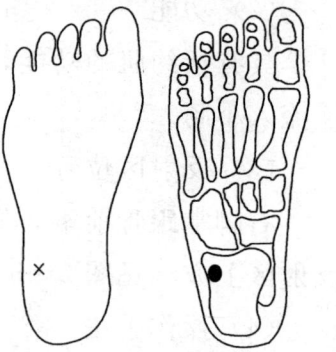

图 2—54　盲肠和阑尾反射区

（3）反射区位置

右脚掌跟骨前缘，靠近外侧，与小肠和升结肠的反射区连接（见图 2—54）。

（4）操作手法

单食指扣拳法，定点按压 5 次（见图 2—55）。

（5）适应证

腹胀、阑尾炎。

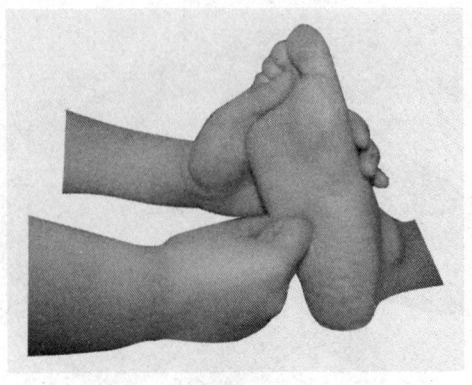

图 2—55　单食指扣拳法按摩盲肠和阑尾反射区

28．回盲瓣反射区

（1）生理位置

回肠、盲肠的连通口称为回盲口，口处的黏膜折成上、下两个唇状黏膜皱襞称为回盲瓣。

（2）功能

具有括约肌的功能，可防止大肠内容物逆流入小肠。

（3）反射区位置

右脚掌跟骨前端，靠近外侧，位于盲肠反射区上方（见图 2—56）。

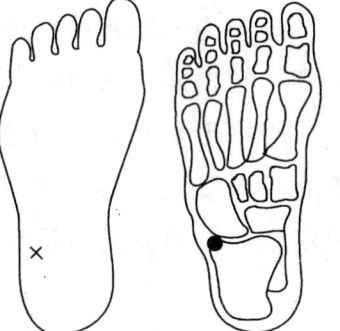

图 2—56　回盲瓣反射区

（4）操作手法

单食指扣拳法，以食指指关节施力定点按压 5 次（见图 2—57）。

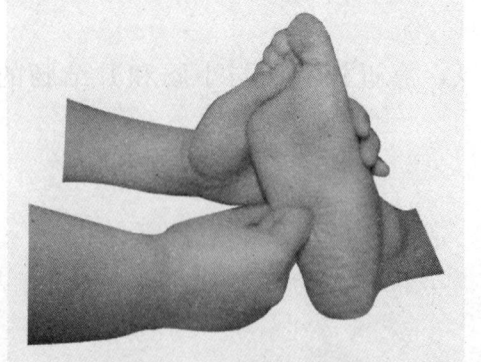

图 2—57　单食指扣拳法按摩回盲瓣反射区

（5）适应证

消化系统吸收障碍性疾病及其他回盲部疾病等，增强回盲瓣的功能。

29．失眠点反射区

（1）生理位置

大脑中控制睡眠的某些区域。

（2）功能

失眠点有调整植物神经，改善失眠症状，提高睡眠质量的功能。

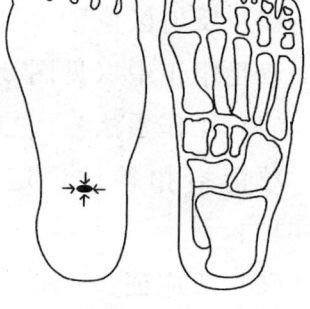

（3）反射区位置

脚掌跟骨前缘，位于直肠反射区下方（见图 2—58）。

（4）操作手法

用食指第二关节顶端垂直点按 5 次（见图 2—59）。

图 2—58　失眠点反射区

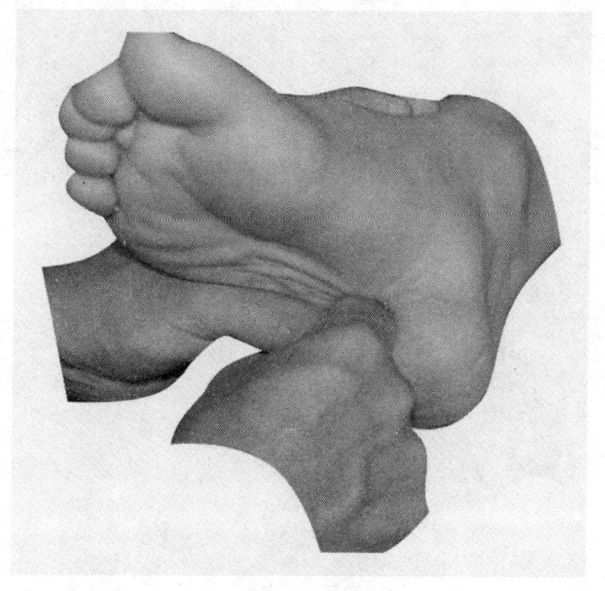

图 2—59　垂直点按失眠点反射区

（5）适应证

失眠及失眠引起的头痛、头晕、记忆力下降等疾病。

30. 生殖腺反射区

（1）生理位置

睾丸位于阴囊内，左、右各一；卵巢位于盆腔内，为成对的实质性器官，呈扁卵圆形。

（2）功能

睾丸有生精功能，分泌雄性激素，也分泌少量的雌激素。卵巢有产生卵子的功能，分泌雌激素，也分泌孕激素和少量的雄激素。

（3）反射区位置

双足跟正中（见图2—60）。

（4）操作手法

单食指扣拳法，定点按压5次（见图2—61）。

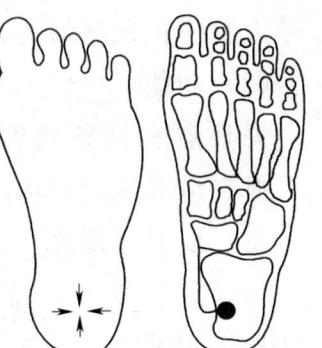

图2—60 生殖腺反射区

（5）适应证

性功能低下、不孕症、月经不调、痛经、更年期综合征。

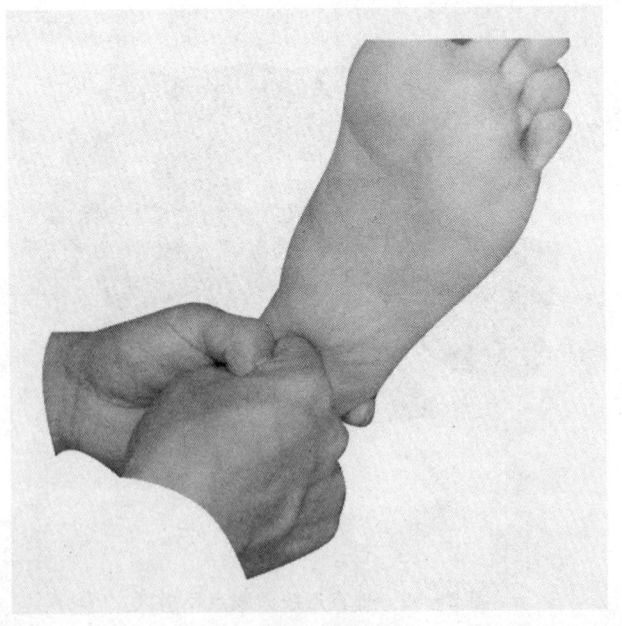

图2—61 单食指扣拳法点按生殖腺反射区

二、注意事项

1. 按摩不要在饭前 30 min 或饭后 1 h 内进行，避免对肠胃造成不良影响。

2. 按摩一定要按先后顺序进行，先左脚后右脚。

3. 按摩师在进行操作时应避开骨关节突起部位，以免压痛。

4. 严重癫痫、心脏病、高血压、肝肾脏疾病的患者不能按摩。

5. 按摩师要经常观察被按摩者的表情，随时调整按摩的力度。

6. 妇女在怀孕、月经期间尽量不要按摩，如必须要做时应该注意生殖系统或相关的反射区不要按摩。

7. 大出血的病人或有出血现象的人不要按摩。

8. 老年人、小孩或初次做按摩的人，要掌握适当力度。

9. 按摩时应注意以下顺序：

（1）按照蹞趾额窦→三叉神经→小脑及脑干→颈项→颈椎→鼻→大脑→脑垂体→甲状旁腺→甲状腺→四趾额窦（六个面）→眼及耳（六个点及聪耳明目）反射区的顺序依次按摩，每个反射区按摩 5 次。

（2）按照斜方肌→肺及支气管→心脏（右足为肝）→脾脏（右足为胆）反射区的顺序依次按摩，每个反射区按摩 5 次。

（3）按照胃→胰→十二指肠→小肠→大肠（左足为横结肠、降结肠、乙状结肠、直肠；右足为盲肠、回盲瓣、升结肠、横结肠、直肠）→肛门反射区的顺序依次按摩，每个反射区按摩 5 次。

第 3 节　足部其他部位按摩

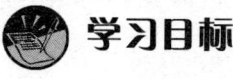 **学习目标**

➤ 能够按颈椎、胸椎、腰椎、骶骨、内尾骨、子宫或前列腺、内肋

骨、腹股沟、下身淋巴、髋关节、直肠和肛门、内侧坐骨神经反射区的顺序依次按摩，每个反射区按摩 5 次

➢能够按肩、肘、膝、外尾骨、卵巢或睾丸、肩胛骨、外肋骨、上身淋巴、髋关节、下腹部、外侧坐骨神经反射区的顺序依次按摩，每个反射区按摩 5 次

➢能够按上下颌、扁桃腺、内耳迷路、胸部淋巴、全身淋巴[①]、胸部、横膈膜、肋骨、上下身淋巴反射区、解溪的顺序依次按摩，每个反射区按摩 5 次

一、足内侧一般反射区

1. 颈椎反射区

（1）生理位置

共有 7 个，椎体较小，横突有一圆孔名"横突孔"，内有血管通过。

（2）功能

颈椎、胸椎、腰椎、骶椎、尾骨共同组成脊椎骨。脊椎骨借椎间盘（第一、二颈椎和骶椎无椎间盘）韧带和关节相连，形成脊柱。脊柱除能运动和支撑躯干外，还有弹性，运动时可减少对大脑的震动。每个椎体与椎弓围成椎孔，所有椎孔相连成为椎管，容纳脊髓，有脊神经通过。足部反射区按摩刺激通过坐骨神经传入脊髓，调节躯干肌、四肢肌、内脏器官、血液和腺体活动。

（3）反射区位置

足踇趾根部内侧横纹尽头处的凹陷区域（见图 2—62）。

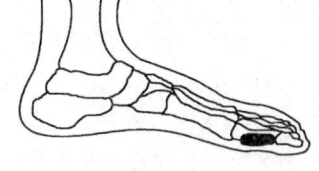

图 2—62 颈椎反射区

（4）操作手法

1）扣指法，由足趾向足跟方向压推 5 次，或向上提压（牵引）。

2）双指钳法（食指、中指弯曲成钳状），以食指中节指骨内侧固定

---

① 全身淋巴反射区位于四趾跖关节连接处，用拇指指腹横排的方法进行按摩。

于反射区位置，以拇指加压 5 次（见图 2—63）。

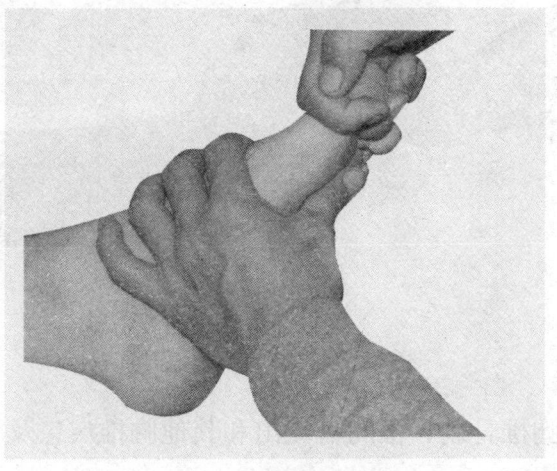

图 2—63　按摩颈椎反射区

（5）适应证

颈项强硬、酸痛，各种颈椎病变（骨刺及因颈椎病引起的手麻、手痛等症）。

2. 胸椎反射区

（1）生理位置

共 12 个，在椎体侧面和横突尖端的前面，都有与肋骨相关节的肋凹。胸椎棘突伸向后下，互相掩盖，呈叠瓦状。

（2）功能

除同颈椎节所述外，胸椎的肋关节凹和横突肋凹承接肋骨。

（3）反射区位置

脚足弓内侧缘第一跖骨下方，从跖趾关节到楔骨关节止（见图 2—64）。

（4）操作手法

推掌加压法（单手拇指与四指分开，另一只手平掌加压在踇趾上），由足趾端至足跟端紧压足弓骨骼的底缘，向足跟端推压 5 次（见图 2—65）。

（5）适应证

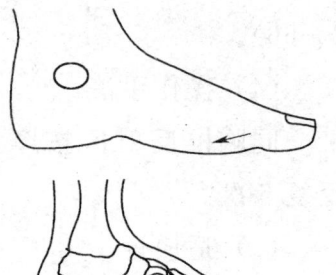

图 2—64　胸椎反射区

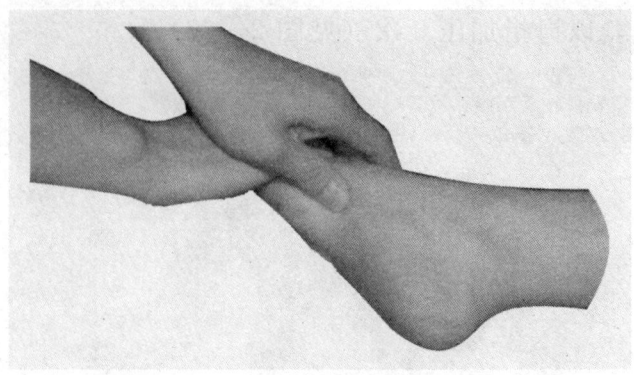

图 2—65 按摩胸椎反射区

肩背酸痛、胸椎骨刺、椎间盘突出和其他胸椎疾患及胸腹内脏疾患等。

3. 腰椎反射区

（1）生理位置

共 5 个，为椎骨中最大者，由于承受体重压力较大，故椎体肥厚，棘突直伸向后方。

（2）功能

除同颈椎节所述外，腰椎活动范围较大，因其解剖特点成为手术麻醉选择位置。

（3）反射区位置

足弓内侧缘（楔骨至舟骨下方），上接胸椎反射区，下接骶骨反射区（见图2—66）。

（4）操作手法

同胸椎反射区按摩法，至足弓中部反复 5 次。

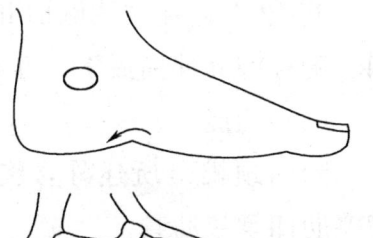

图 2—66 腰椎反射区

（5）适应证

腰背酸痛、椎间盘突出、腰椎骨质增生和腰椎其他疾患及腹腔脏器病等。

4. 骶椎反射区

（1）生理位置

略呈三角形，其底向上，尖向下。底的前缘向前突出，称为岬，为女性骨盆测量的重要标志。

（2）功能

骶骨角是骶管麻醉时的触摸标志。

（3）反射区位置

足弓内缘（距骨后端到跟骨止），前接腰椎反射区，后连尾骨反射区（见图2—67）。

（4）操作手法

同胸椎反射区按摩法，反复5次。

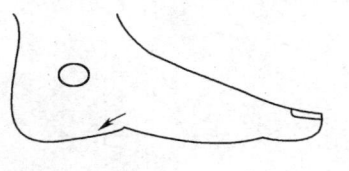

（5）适应证

骶骨骨质增生、骶骨受伤、腰关节伤痛、坐骨神经痛及盆腔脏器疾患等。

图2—67 骶椎反射区

5. 内尾骨反射区

（1）生理位置

借软骨和韧带与骶骨相连。

（2）功能

尾骨是脊柱尾部，参加骨盆组成，承托和保护盆腔内器官。

（3）反射区位置

脚跟部至脚掌内侧缘，沿跟骨结节向前呈带状区域（见图2—68）。

（4）操作手法

单食指钩拳法（食指与拇指弯曲、张开，其余三指成拳状），由跟腱向足跟方向按摩

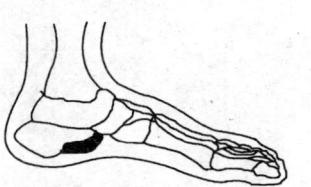

图2—68 内尾骨反射区

（此时呼气，在拐弯处顿一下，同时吸气），然后在吸气的同时由足跟向足掌方向按摩，压刮5次（见图2—69）。

（5）适应证

坐骨神经痛、尾骨受伤后遗症和生殖系统疾患等。

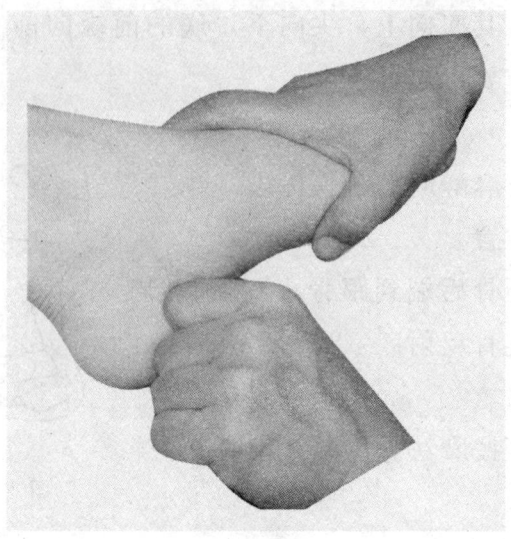

图 2—69　单食指钩拳法按摩内尾骨反射区

6. 前列腺或子宫反射区

（1）生理位置

前列腺为不成对的实质性器官，位于膀胱与尿生殖膈之间，包绕尿道根部，其形状和大小均似前后稍扁的栗子，上端宽大，下端尖细，体的后面较平坦，贴近直肠，可经直肠指诊触及。前列腺由腺组织、平滑肌和结缔组织构成。前列腺的排泄管细小，数目较多，均开口于尿道前列腺部的后壁。前列腺分泌弱碱性的液体，是精液的主要组成部分。

子宫位于小骨盆的中央，在膀胱和直肠之间。成年女子子宫的正常方位为前倾和前屈位。前倾是指整个子宫向前倾倒，子宫颈与阴道之间近似成直角。子宫底、子宫体比子宫颈更向前倾斜，子宫颈与子宫体之间形成一个钝角，此谓之子宫前屈。子宫的活动性较大，膀胱和直肠的充盈程度可影响其位置。

（2）功能

前列腺是男性生殖器官的附属腺，位于膀胱下方，围绕尿道上部，分泌碱性液体参与构成精液，以适宜精子活动。子宫内膜是受精卵成胎和发育的场所。

（3）反射区位置

脚跟内侧，内踝后下方的三角区域。前列腺或子宫反射区的敏感点在三角形直角顶点附近，子宫颈的敏感点在三角形斜边上端（见图2—70）。

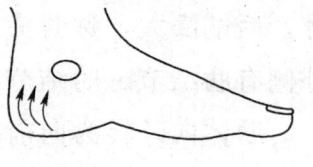

（4）操作手法

1）拇指推掌法，自足跟向近心端压推5次。

2）双拇指扣掌法（双手张开成掌，拇指与四指分开，两拇指相互，自足跟向近心端压推5次（见图2—71）。

图2—70 前列腺或子宫反射区

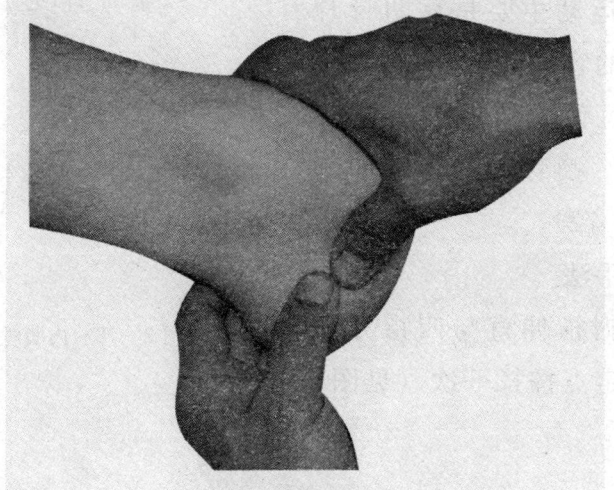

图2—71 双拇指扣掌法按摩前列腺或子宫反射区

（5）适应证

1）男性，前列腺肥大、前列腺炎、尿频、排尿困难、尿血、膀胱和尿道疼痛等。

2）女性，子宫肌瘤、不孕症、子宫下垂、子宫内膜炎和其他妇科疾病。

7. 内肋骨反射区

（1）生理位置

肋共有12对，由肋骨和肋软骨构成。肋骨为细长、弓状的扁骨，富有弹性。每一根肋骨可分为中部的体及前、后两端。肋骨前端接肋软骨，后端膨大，称肋头，肋头有关节面与胸椎体的肋凹相关节。肋头的外侧有肋结节。肋结节有关节面与胸椎横突的肋凹相关节。

肋体向外转为向前的转弯处叫肋角，肋体下缘内面有容神经血管经过的肋沟。肋体前端粗糙，接肋软骨，肋软骨为透明软骨，与胸骨侧缘相关节。

肋骨参与胸廓的组成，保护胸腔内脏。胸廓运动主要是靠肋骨升降，改变胸腔的容量进行呼吸。

（2）功能

肋骨参与胸廓的组成，保护胸腔内脏。胸廓运动主要是靠肋骨升降，改变胸腔的容量进行呼吸。

（3）反射区位置

双脚背第一楔骨与舟骨间的凹陷处（见图2—72）。

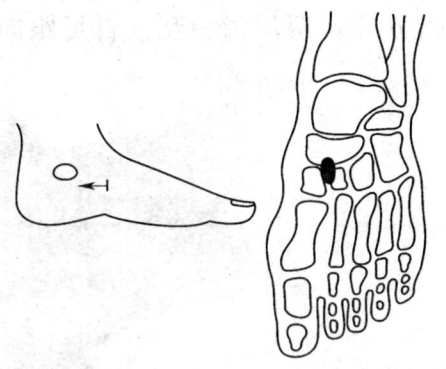

图2—72 内肋骨反射区

（4）操作手法

捏指法，拇指伸直与四指分开固定，在该区定点按揉5次（见图2—73）。

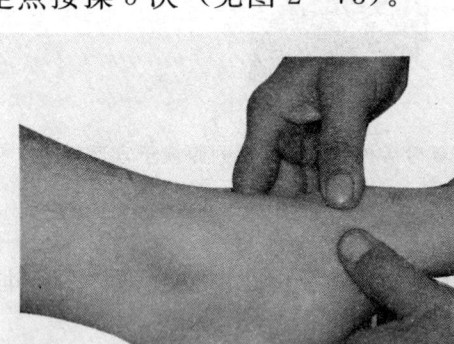

图2—73 按摩内肋骨反射区

（5）适应证

肋骨各种病变、胸闷、岔气、肋膜炎和肾脏疾病等。

8．腹股沟反射区

（1）生理位置

大腿和腹部连接部位，有大神经、血管通过，并在此处有许多分支，淋巴组织丰富。

（2）功能

腹股沟是向睾丸输送血液和连接神经的通路，对女性的性功能也有一定的作用。

（3）反射区位置

内踝尖正前方凹陷处（见图2—74）。

（4）操作手法

捏指法，用拇指指腹施力，定点按压5次（见图2—75）。

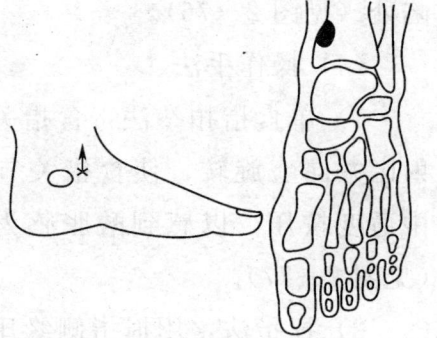

图2—74　腹股沟反射区

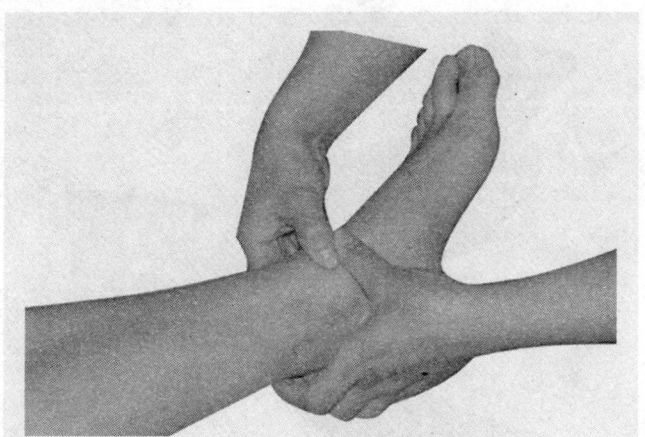

图2—75　捏指法按摩腹股沟反射区

（5）适应证

生殖系统疾患、疝、性功能障碍等。

9．下身淋巴反射区

（1）生理位置

下身浅淋巴管行于皮下，下肢深淋巴管与下肢深部血管伴行，最后都直接或间接地入右淋巴导管。

（2）功能

淋巴细胞能针对外界侵入机体的抗原产生抗体，与侵入的毒物、细菌或病毒对抗，破坏入侵者，具有免疫功能。

（3）反射区位置

双足内踝前下方，距骨、舟骨之间的凹陷处（见图2—76）。

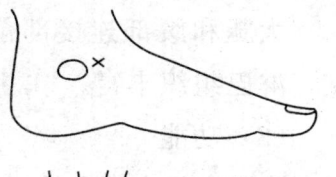

图2—76 下身淋巴反射区

（4）操作手法

1）单食指扣拳法，食指关节弯曲对准反射区并向上旋转，使食指关节平行插入骨缝中适度按压，以感到酸胀感为宜，反复5次（见图2—77）。

2）捏指法，用拇指侧缘压入骨缝中，按压5次，双手协作，以有酸胀感为度。

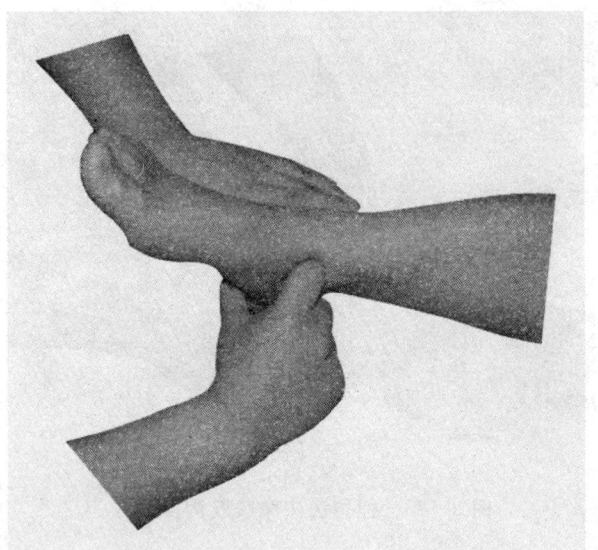

图2—77 单食指扣拳法按摩下身淋巴反射区

（5）适应证

各种炎症、发烧、水肿、囊肿、肌瘤、蜂窝组织炎，还可增强免疫力，有抗癌能力。

10. 髋关节反射区

（1）生理位置

由股骨头与髋臼构成。髋臼周缘由纤维软骨构成的髋臼唇，以增加髋臼的深度，可容纳股骨头的 2/3。关节囊坚韧，上方附于髋臼唇周缘，下方前面到达两转子之间的线上，后面附于股骨颈的中部。股骨颈前面全部在囊内，但股骨颈后面的外 1/3 在囊外。所以临床上股骨颈发生骨折，有囊内、外之分。

（2）功能

主下肢的前、后、内收、外展及旋转运动。

（3）反射区位置

双脚内踝下方（见图 2—78）。

（4）操作手法

捏指法，围绕内踝由前往后压推 5 次（见图 2—79）。

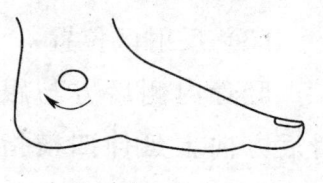
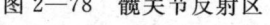

图 2—78　髋关节反射区

（5）适应证

股关节痛、坐骨神经痛、腰背痛等。

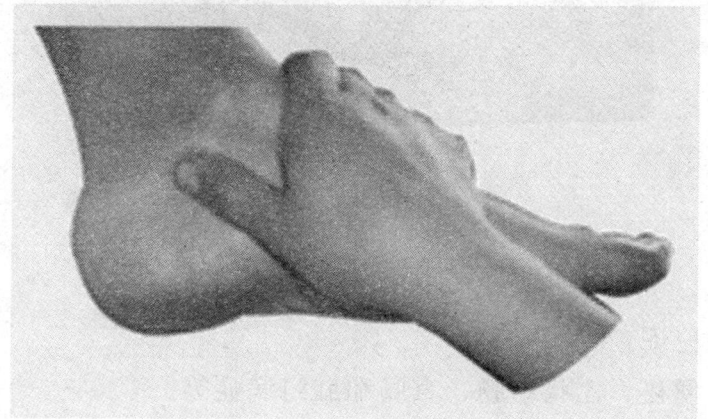

图 2—79　捏指法按摩髋关节反射区

11. 直肠、肛门反射区

（1）生理位置

直肠为大肠的末段，长约 15～16 cm，位于小骨盆内。上端平第三骶椎处接续乙状结肠，沿骶骨和尾骨的前面下行，穿过盆膈，下端以肛门而终。直肠与小骨盆腔脏器的毗邻关系男女不同：男性直肠的前面为膀胱、前列腺和精囊腺，女性则为子宫和阴道。因此，临床指诊时，经肛门可触查前列腺和精囊腺或子宫和阴道等。

（2）功能

暂时储存和排出粪便。

（3）反射区位置

胫骨内侧后方与跟腱间的凹陷处，从踝骨后方向上延伸四横指的一带状区域（见图2—80）。

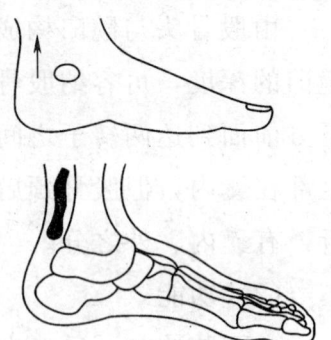

图2—80　直肠、肛门反射区

（4）操作手法

拇指推掌法，自内踝骨后方向上压推5次（见图2—81）。

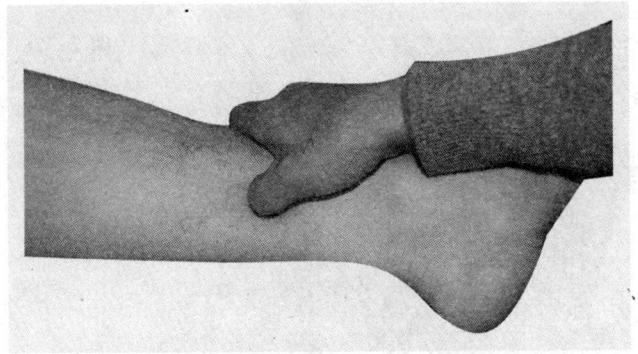

图2—81　拇指推掌法按摩直肠、肛门反射区

（5）适应证

痔疮、便秘、乙状结肠、直肠和肛门病症等。

12. 内侧坐骨神经反射区

（1）生理位置

全身最粗大的神经，从盆腔股骨经大转子与坐骨结节之间到大腿后，下行至腘窝上方后分为胫神经与腓总神经，坐骨神经在腹后分支，分布于腹肌后群。

（2）功能

坐骨神经是人体最大的神经分支，主要管理下肢感觉和运动。

（3）反射区位置

双足内踝关节起，沿胫骨内后缘上行至胫骨内踝上方凹陷处为止（见图2—82）。

（4）操作手法

拇指推掌法，由远心端向近心端压推5次，注意是否有颗粒状痛结节（提示可能有糖尿病）（见图2—83）。

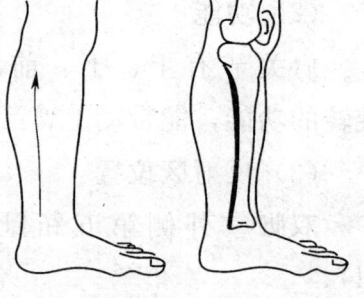

图2—82　内侧坐骨神经反射区

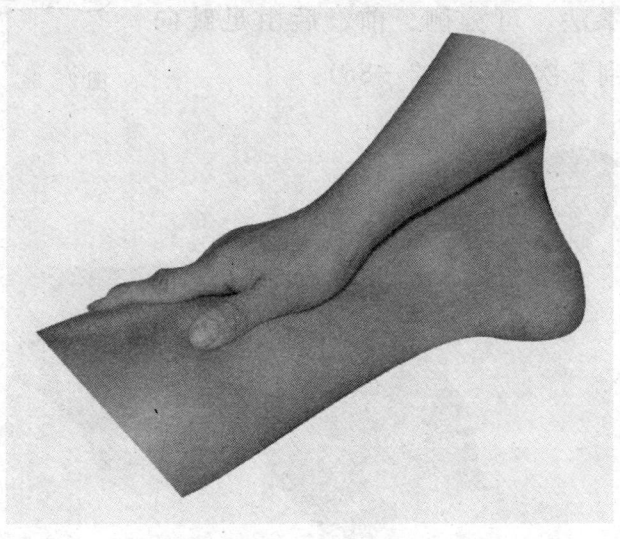

图2—83　拇指推掌法按摩内侧坐骨神经反射区

（5）适应证

坐骨神经痛、坐骨神经炎、糖代谢失调、糖尿病。

二、足外侧一般反射区

1. 肩关节反射区

（1）生理位置

由肱骨头与肩胛骨的关节盂构成。肱骨头大，有半球形的关节面；关节盂浅而小，虽然有纤维软骨构成的盂唇附于其周缘，使之略加深，但它仍只与1/4～1/3的肱骨头关节面相接触。因此，肩关节可做多样而较大幅度的运动。

（2）功能

肩关节有上、下、前、后、内收、外展、旋转的功能，能带动上臂活动。

（3）反射区位置

双脚掌外侧第五跖趾关节处（见图2—84）。

（4）操作手法

单食指扣拳法，可分侧、前、后由足趾向足跟方向各压刮5次（见图2—85）。

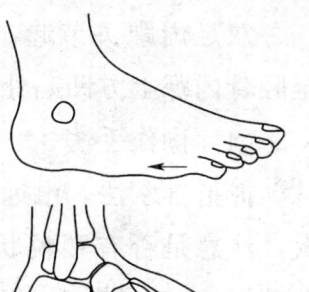

图2—84 肩关节反射区

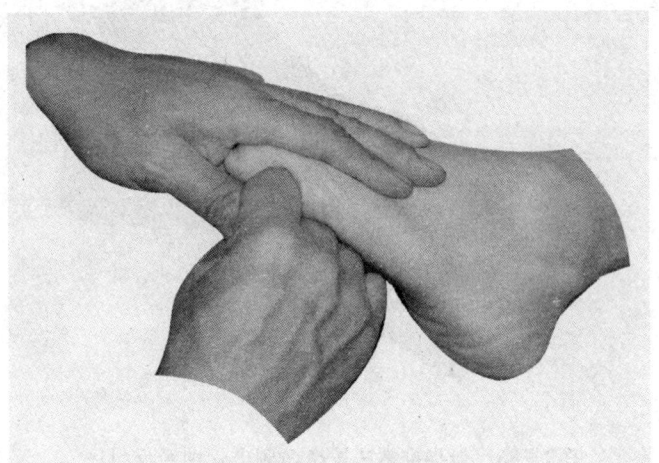

图2—85 食指扣拳法按摩肩关节反射区

（5）适应证

肩周炎、手臂无力、肩酸痛、手麻等。

2. 肘关节反射区

（1）生理位置

由肱骨下端和桡、尺骨上端构成，包括肱尺关节、肱桡关节、桡尺近侧关节。

（2）功能

小臂屈伸和小范围的旋转活动。

（3）反射区位置

双脚掌外侧第五跖骨与骰骨的关节突起的前后两侧（见图2—86）。

（4）操作手法

单食指扣拳法或双指拳法，在第五跖骨基底的两侧（前、后）各向中部按压5次（见图2—87）。

（5）适应证

肘关节受伤、酸痛、网球肘、肘关节炎等。

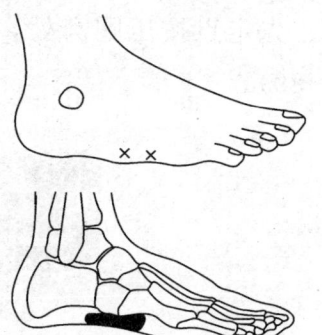

图2—86　肘关节反射区

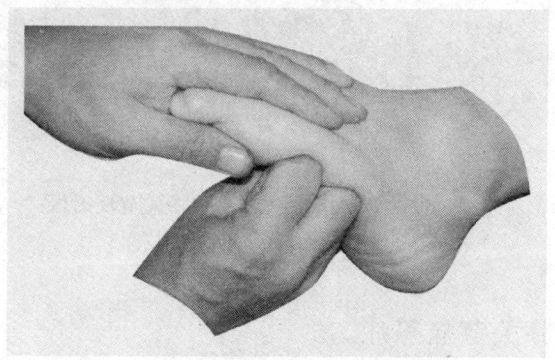

图2—87　双指拳法按摩肘关节反射区

3. 膝关节反射区

（1）生理位置

为人体最大、最复杂的关节，由股骨内外侧髁、胫骨内外侧髁和髌骨共同构成。

（2）功能

小腿伸屈活动。

（3）反射区位置

双脚掌外侧弓上，跟骨结节的前方与骰骨、距骨下方呈半月形的区域（见图2—88）。

（4）操作手法

单食指钩拳法（食指与拇指张开，其余三指呈拳状），在前膝、膝两侧、腘窝分别各做5

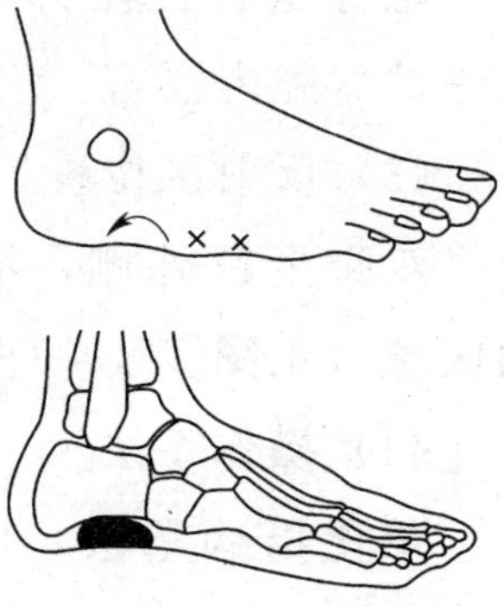

图2—88　膝关节反射区

次。先定点按压腘窝处，接着环绕反射区半月形周边压刮 5 次（见图2—89）。

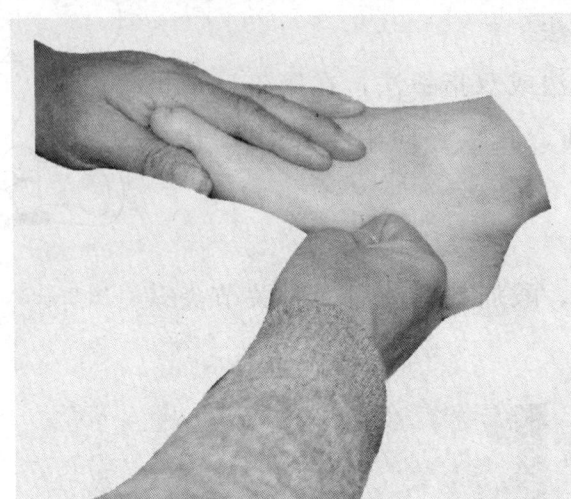

图 2—89　单食指钩拳法按摩膝关节反射区

（5）适应证

膝关节炎、膝关节痛等症。

4．外尾骨反射区

（1）生理位置

脊椎的尾部，由 4～5 块退化的尾椎结合而成，形体较小，呈三角形，底朝上，尖朝下，接韧带与骶骨尖相连。

（2）功能

尾骨是脊柱尾部，参加骨盆组成，承托和保护盆腔内器官。

（3）反射区位置

双脚足跟外侧，沿跟骨结节向前呈一带状区域（见图2—90）。

（4）操作手法

单食指钩拳法，以食指内侧施力，先自足跟跟腱处由上而下压刮至足跟部外侧，然

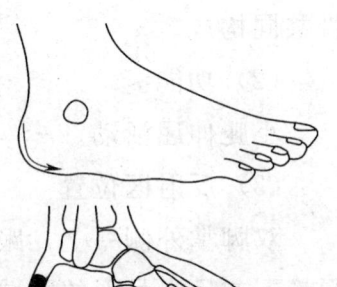

图 2—90　外尾骨反射区

后改为以食指指间关节顶点施力，进行定点按压后轻轻抬起，再沿足跟外侧缘向脚趾方向压刮，止于膝反射区，重复5次（见图2—91）。

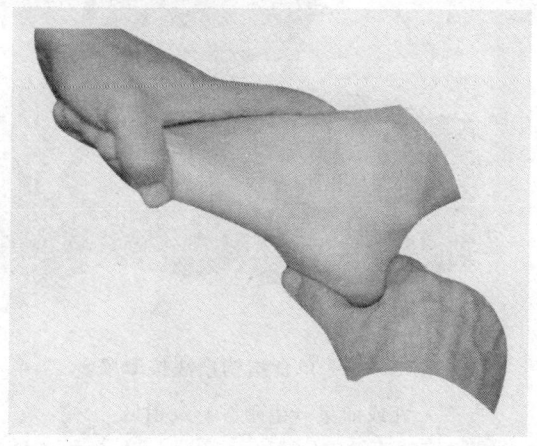

图2—91　单食指钩拳法按摩外尾骨反射区

（5）适应证

坐骨神经痛、尾骨受伤后遗症等。

5. 睾丸或卵巢（生殖腺）反射区

（1）生理位置

睾丸位于阴囊内，左右各一；卵巢位于盆腔侧壁，髂总动脉分叉的夹角处；成对，呈扁卵圆形。

（2）功能

睾丸分泌雄激素，也分泌少量雌激素；卵巢产生卵子，分泌雌激素，也分泌孕激素和雄激素。

（3）反射区位置

双脚外踝后下方与跟腱前方的三角形区域（与前列腺或子宫反射位置相对称），睾丸或卵巢的敏感点在三角形直角顶点附近（见图2—92）。

（4）操作手法

单食指钩拳法，向足底压刮5次（见图2—93）。

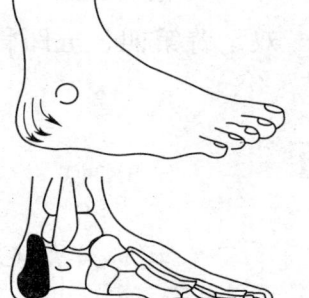

图2—92　睾丸或卵巢
（生殖腺）反射区

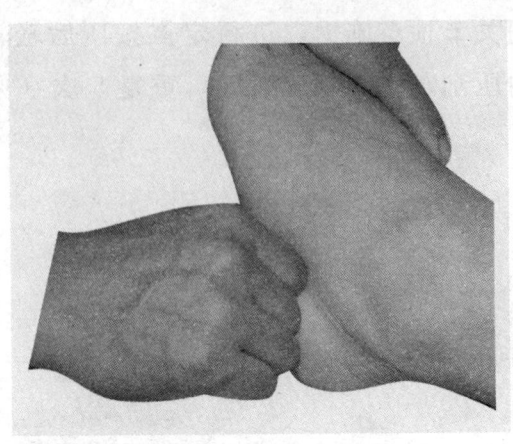

图 2—93　单食指钩拳法按摩睾
丸或卵巢（生殖腺）反射区

（5）适应证

性功能低下、不孕症、月经不调、痛经、更年期综合征等。

6. 肩胛骨反射区

（1）生理位置

三角形的扁骨，位于胸廓的后外侧上部，介于第2～7节肋骨之间。其外侧角最肥厚，有梨形关节面，称为关节盂，与肱骨头相关节，上缘的外侧部有一弯曲的指状突起，称为喙突。

（2）功能

参与构成肩关节。

（3）反射区位置

双足背第四、五跖骨与骰骨间，呈一带状区（见图2—94）。

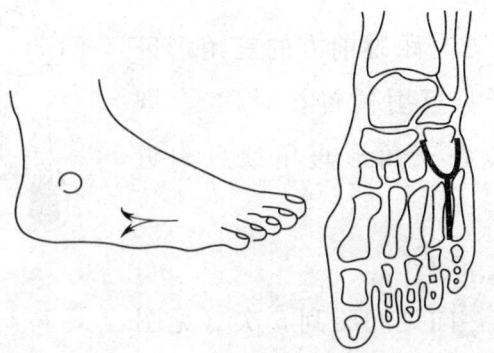

图 2—94　肩胛骨反射区

（4）操作手法

双拇指扣拳法，沿足趾向近心端推按至骨突处，左右分开，反复 5 次（见图 2—95）。

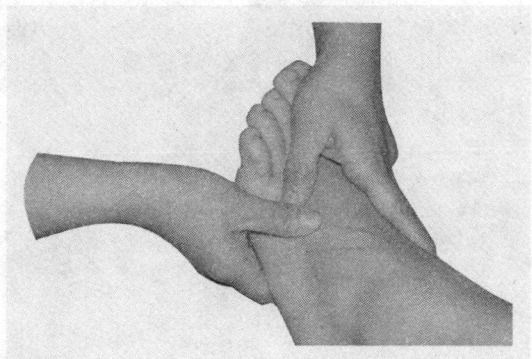

图 2—95　双拇指扣拳法按摩肩胛骨反射区

（5）适应证

肩背酸痛、肩关节活动障碍、肩周炎等。

7．外肋骨反射区

（1）生理位置

参加胸廓组成，保护胸腔内脏。

（2）功能

胸廓运动主要是肋骨升降，改变胸腔的容量进行呼吸。

（3）反射区位置

双脚第四楔骨与第三楔骨之间的凹陷处（见图 2—96）。

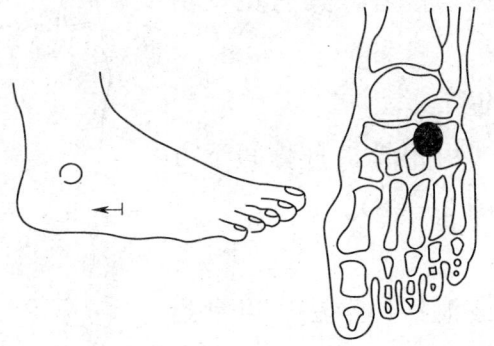

图 2—96　外肋骨反射区

（4）操作手法

扣指法，在该区用拇指或食指指端按揉 5 次（见图 2—97）。

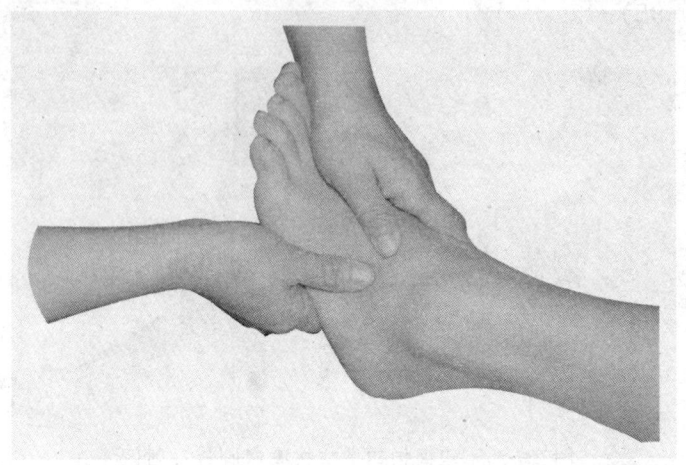

图 2—97　扣指法按摩外肋骨反射区

（5）适应证

各种肋骨病痛、胸闷、胸膜炎等。

8．上身淋巴腺反射区

（1）生理位置

上身淋巴区是指肚脐以上、颈部以下，包括胸部与上肢的淋巴系统。

（2）功能

淋巴细胞能针对外界侵入机体的抗原产生抗体，与侵入的毒物、细菌或病毒对抗，破坏入侵者，具有免疫功能。

（3）反射区位置

双脚外踝骨前，由距骨、舟骨间下方构成的凹陷处（见图 2—98）。

（4）操作手法

单食指扣拳法或拇指钩拳法，以食指关节尖端平行插入缝中轻轻按压至有酸胀感，反复 5 次。左手拇指侧峰对准该区凹

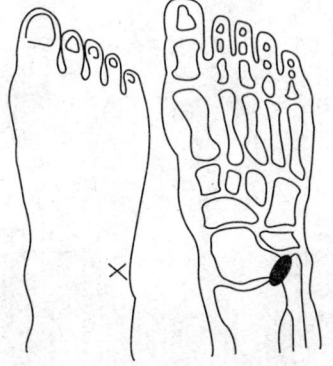

图 2—98　上身淋巴腺反射区

陷处，用右手拇指平行压入至有酸胀感，反复 5 次（见图 2—99）。

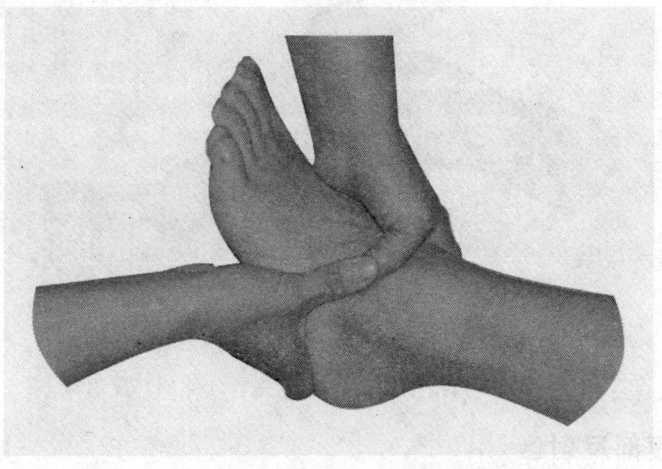

图 2—99 拇指钩拳法按摩上身淋巴腺反射区

（5）适应证

各种炎症、发烧、囊肿、肌瘤、蜂窝组织炎，增强免疫力和抗癌能力。

9．髋关节（外侧）反射区

（1）生理功能

由股骨头与髋臼构成。

（2）功能

髋关节主要功能是下肢的前后、内收、外展和旋转运动。

（3）反射区位置

双脚外踝骨下方和外缘（见图 2—100）。

（4）操作手法

拇指推掌法，沿着外踝关节下缘由前向后推压 5 次（见图 2—101）。

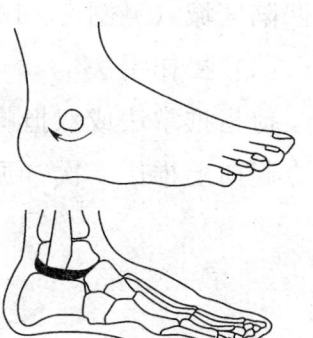

图 2—100 髋关节（外侧）反射区

（5）适应证

髋关节痛、坐骨神经痛、腰背痛。

足部按摩师（中级）

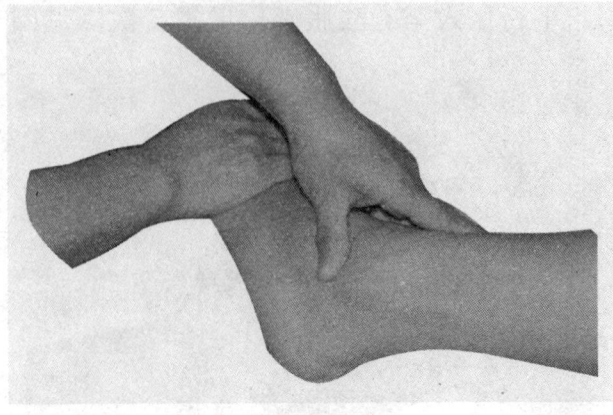

图 2—101　拇指推掌法按摩髋关节（外侧）反射区

10. 下腹部反射区

（1）生理位置

下腹部是指盆腔，肚脐以下耻骨以上的部位。

（2）功能

泌尿及内生殖器官包于其内。

（3）反射区位置

双脚外踝骨后方向上延伸四横指，呈一带
状凹陷区域（见图 2—102）。

（4）操作手法

拇指推掌法或双拇指扣掌法，自外踝关节
后方起向上推压 5 次（见图 2—103）。

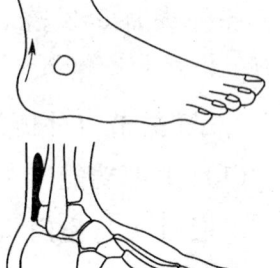

图 2—102　下腹部反射区

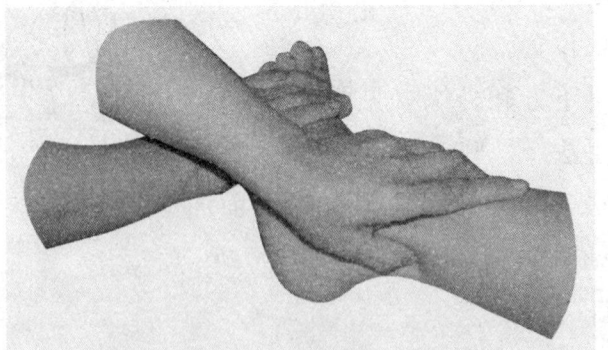

图 2—103　拇指推掌法按摩下腹部反射区

62

国家职业资格培训教程

（5）适应证

妇科疾病，如月经不调、痛经及其他下腹部疾患。

11．外侧坐骨神经反射区

（1）生理位置

同内侧坐骨神经。

（2）功能

坐骨神经主要管理下肢感觉和运动。

（3）反射区位置

双小腿外侧，位于腓骨后缘；起自外踝关节外后方，向上至腓骨小头后下方（见图2—104）。

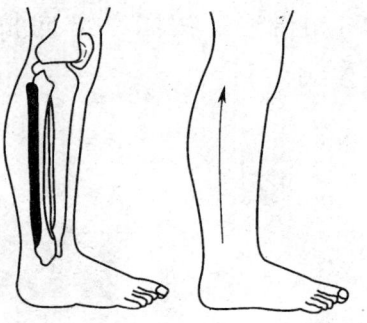

图2—104　外侧坐骨神经反射区

（4）操作手法

用拇指推掌法，自足远心端向近心端缓慢压推5次（见图2—105）。

（5）适应证

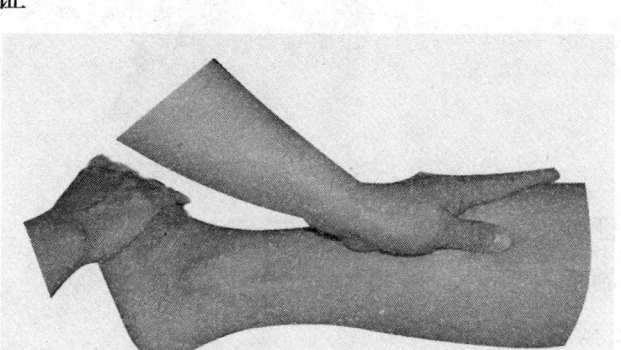

图2—105　拇指推掌法按摩外侧坐骨神经反射区

坐骨神经痛、坐骨神经炎、膝和小腿部病痛等。

三、足背部一般反射区

1．上颌反射区

（1）生理位置

上牙齿根部，腭骨与上颌骨的连接处。

（2）功能

与下颌共同组成骨性口腔，参与下颌关节运动。

（3）反射区位置

位于双脚踇趾关节上端横纹远侧，呈带状区域（见图2—106）。

（4）操作手法

扣指法，按同一方向按摩5次（见图2—107）。

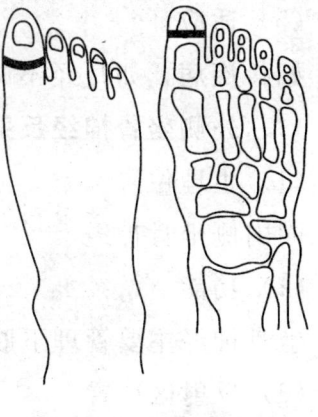

图2—106　上颌反射区

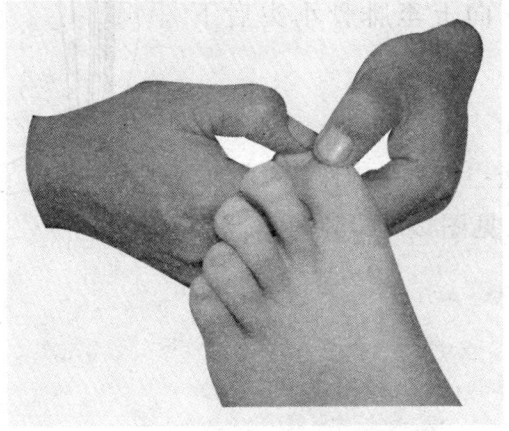

图2—107　扣指法按摩上颌反射区

（5）适应证

牙痛、上颌关节炎、口腔溃疡、牙周病、打鼾等。

2. 下颌反射区

（1）生理位置

下牙根部，腭骨与下颌连接处。

（2）功能

与上颌共同组成骨性口腔，参与上颌关节运动。

（3）反射区位置

双脚踇趾关节下端横纹近侧，呈带状区域（见图2—108）。

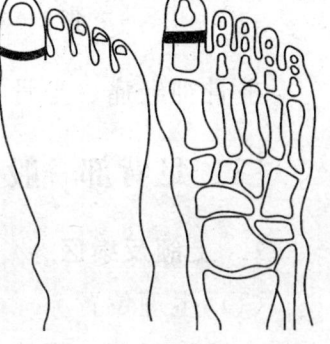

图2—108　下颌反射区

（4）操作手法

扣指法，按同一方向按摩5次（见图2—109）。

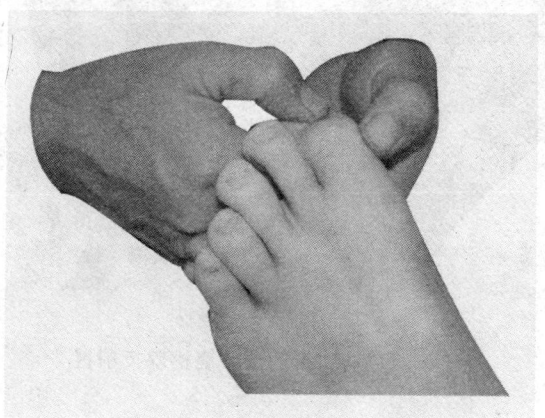

图2—109　扣指法按摩下颌反射区

（5）适应证

牙痛、下颌发炎、咽部感染等。

3. 扁桃腺反射区

（1）生理位置

位于口与咽喉之间，由淋巴组织构成，是口腔通向咽喉的门户。

（2）功能

产生淋巴细胞，产生抗体，分泌粘液，能将口腔内大量细菌杀灭。

（3）反射区位置

双脚踇趾第一趾骨背面，伸至踇肌腱两侧（见图2—110）。

（4）操作手法

扣指法，压推5次（不可向趾端方向挤压）（见图2—111）。

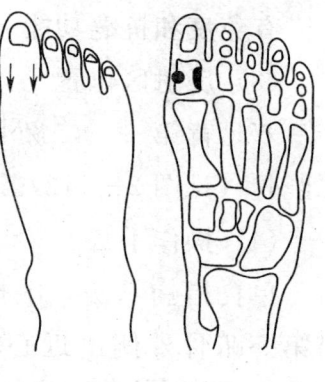

图2—110　扁桃腺反射区

（5）适应证

感冒，扁桃腺发炎、肿胀、化脓，扁桃腺肥大等。

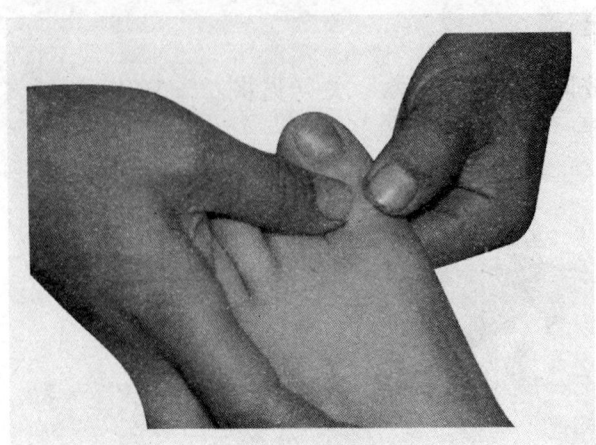

图 2—111 扣指法按摩扁桃腺反射区

4. 胸部淋巴腺反射区

（1）生理位置

主要有支气管肺淋巴结，又称肺门淋巴结，位于肺门处，在主支气管周围，收纳肺内及肺浅面的淋巴管。其输出管汇入气管权周围的气管、支气管淋巴结，后者的输出管注入气管旁淋巴结，而气管旁淋巴结的输出管则汇成支气管纵隔干，左侧的入胸导管，右侧的入右淋巴导管。

（2）功能

有免疫和抗癌功能。

（3）反射区位置

双足背第一、二跖骨间，并延伸至第一、二趾骨（见图 2—112）。

（4）操作手法

单食指钩拳法，中指相助，压入反射区，沿第一跖骨外侧由近心端向足趾方向提拉按摩 5 次（见图 2—113）。

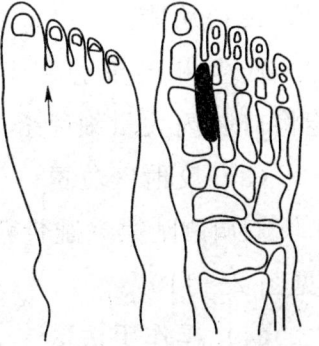

图 2—112 胸部淋巴腺反射区

（5）适应证

各种炎症、癌症、肿痛、胸痛等。

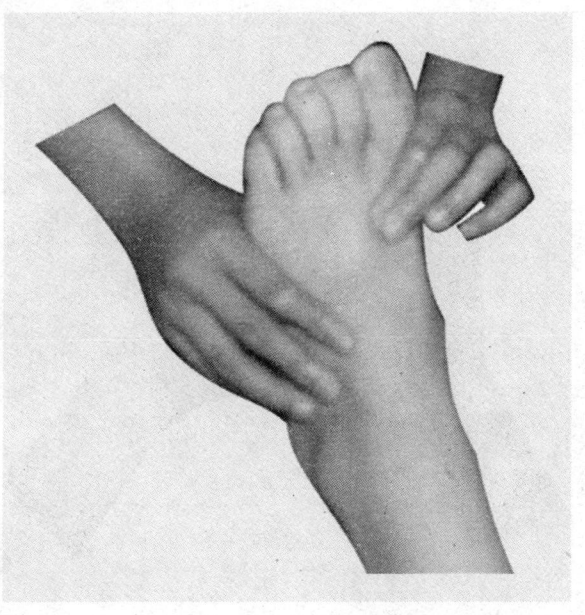

图 2—113　单食指钩拳法按摩胸部淋巴腺反射区

5. 气管反射区

（1）生理位置

气管为后壁略平的圆筒形管道，成人长约 11～13 cm，主要由14～16 个气管软骨作支架，其内覆黏膜，外盖结缔组织。气管软骨有缺口，对向后方，由平滑肌和结缔组织构成的膜封闭。气管上端平对第 6 颈椎体下缘与环状软骨相连，向下至第 4、5 胸椎体交界处（相当胸骨角平面），分为左、右主支气管。分叉处称为气管杈。

（2）功能

气管是肺呼吸交换气体的通道。

（3）反射区位置

双足背第一跖骨边缘（见图 2—114）。

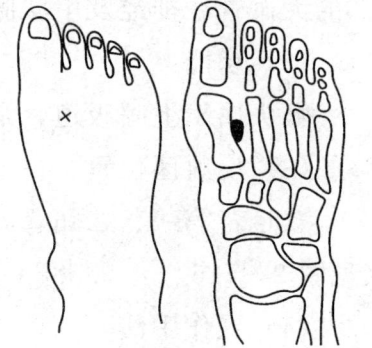

图 2—114　气管反射区

（4）操作手法

单食指钩拳法，可用拇指指端、指峰在该反射区按揉 5 次（见图 2—115）。

（5）适应证

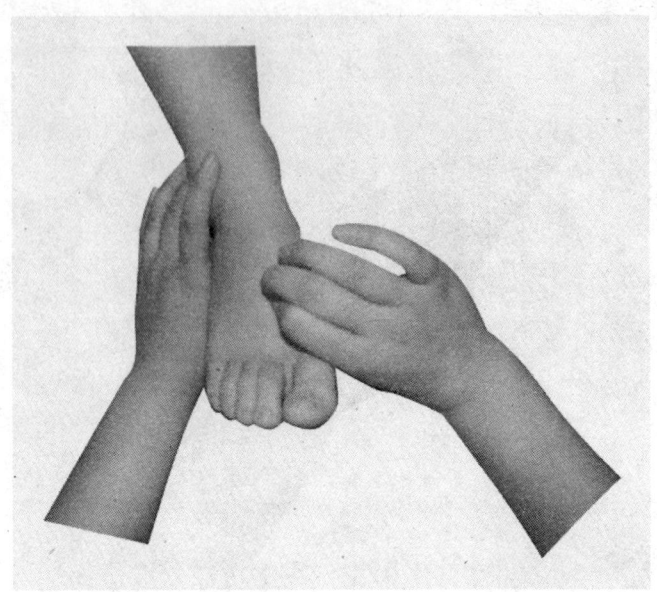

图 2—115 单食指钩拳法按摩气管反射区

咳嗽、气喘、气管炎、感冒等。

6. 喉反射区

（1）生理位置

喉既是呼吸道，又是发音器官。位于颈前部正中，居皮下，可触知。前方被皮肤、筋膜和舌骨下肌覆盖；后方为咽腔的喉部；两侧有颈部的大血管、神经及甲状腺左、右叶等。

（2）功能

喉头属于上呼吸道，是肺呼吸时的要道。

（3）反射区位置

双足背第一、二跖骨间关节处，靠踇趾侧（见图 2—116）。

（4）操作手法

单食指钩拳法，可用拇指指腹在喉反射区定点按压 5 次（见图 2—117）。

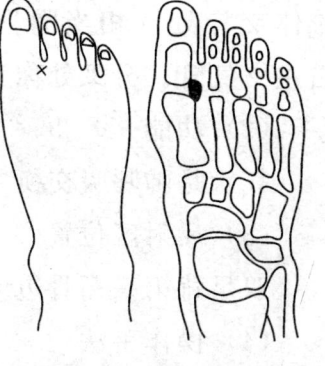

图 2—116 喉反射区

（5）适应证

喉痛，感冒，声音嘶哑、微弱等。

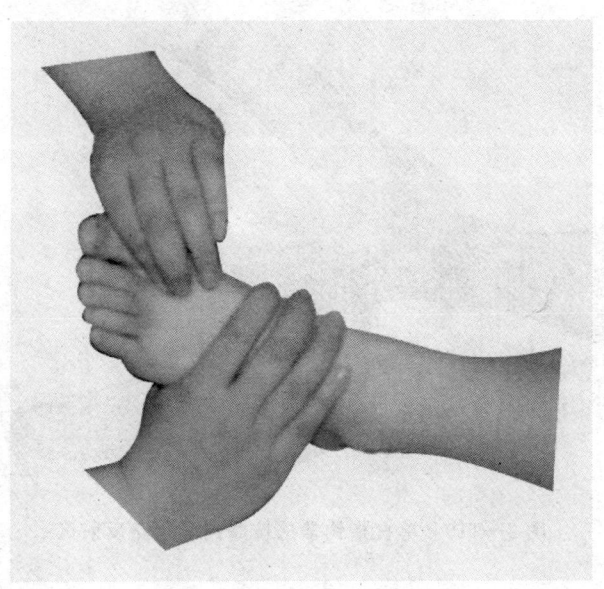

图2—117　单食指钩拳法按摩喉反射区

7. 内耳迷路反射区

（1）生理位置

颞骨岩部内，介于鼓室与内耳道之间，由构造复杂的弯曲管道组成。

（2）功能

传导平衡的感觉冲动，维持体位姿势平衡。

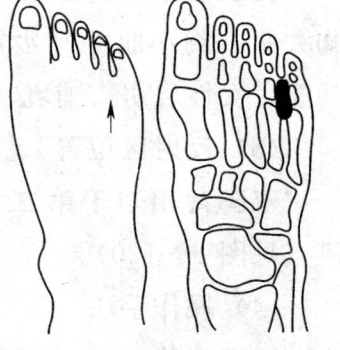

（3）反射区位置

双脚背第四、五跖趾关节间（见图2—118）。

图2—118　内耳迷路反射区

（4）操作手法

单食指钩拳法，食指或中指在反射区定点按压5次（见图2—119）。

（5）适应证

头晕、眼花、晕车、晕船、高血压、低血压、耳鸣、平衡障碍、昏迷、美尼尔综合征等。

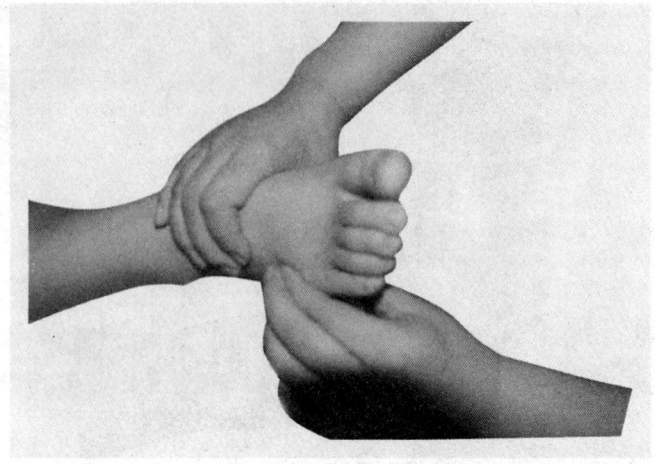

图 2—119　单食指钩拳法按摩内耳迷路反射区

8. 胸部反射区

（1）生理位置

胸部上界，由胸骨颈静脉切迹，锁骨再从肩锁关节至第 7 颈椎棘突连成界，下界相通于胸廓。

（2）功能

胸主要指胸廓前壁，由肋间内外肌、胸大肌、胸小肌等呼吸肌构成，有呼吸功能，女性乳房有哺乳功能。

（3）反射区位置

双脚背相当于第二、三、四跖骨背侧（见图 2—120）。

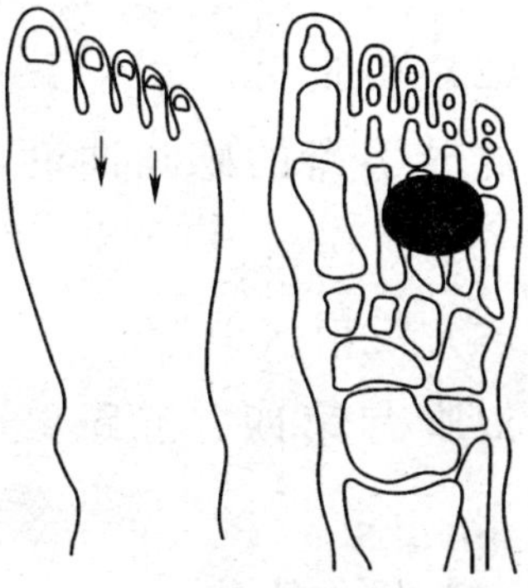

图 2—120　胸部反射区

（4）操作手法

双拇指推掌法，双手拇指压住反射区由足趾向足跟方向推压 5 次（见图 2—121）。

（5）适应证

胸闷、乳腺炎、乳腺增生、乳腺癌、乳腺囊肿、食道疾患。

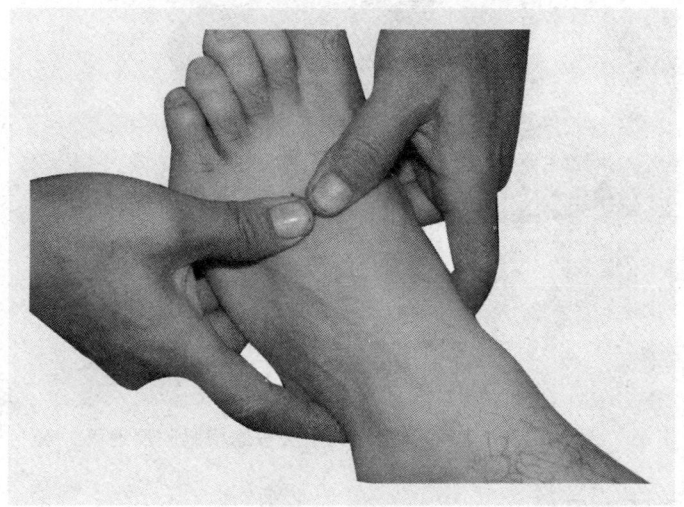

图 2—121　双拇指推掌法按摩胸部反射区

9. 横膈膜反射区

（1）生理位置

位于胸腔和腹腔之间，是肌肉性构造，呈窿状，凸向上，封闭胸廓，将胸腔分隔为两部分。

（2）功能

是胸腔和腹腔间强大的呼吸肌，有重要的呼吸功能。

（3）反射区位置

双足背跖骨、楔骨关节处，横跨脚背左右侧的一个带状区域（见图 2—122）。

（4）操作手法

双手单食指钩拳法，自横膈膜反射区中央向两侧刮压 5 次（见图 2—123）。

（5）适应证

打嗝、恶心、腹痛等。

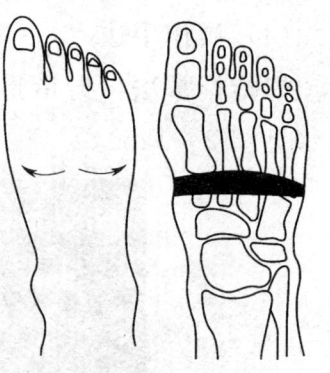

图 2—122　横膈膜反射区

足部按摩师（中级）

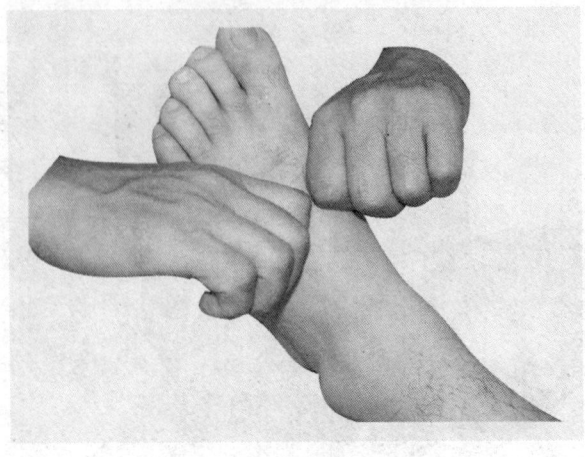

图 2—123　双手单食指钩拳法按摩横膈膜反射区

10．解溪反射区

（1）生理位置

足背与小腿交界处的横纹中央凹陷处。

（2）功能

化痰、消肿。

（3）反射区位置

两踝关节连线横纹中点（见图 2—124）。

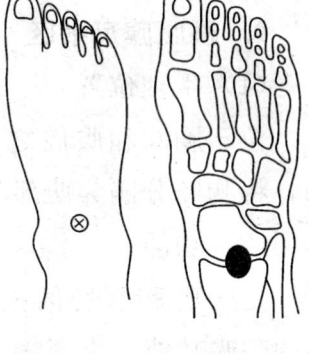

图 2—124　解溪反射区

（4）操作手法

拇指推掌法，拇指指端在该区定点按揉 5 次（见图 2—125）。

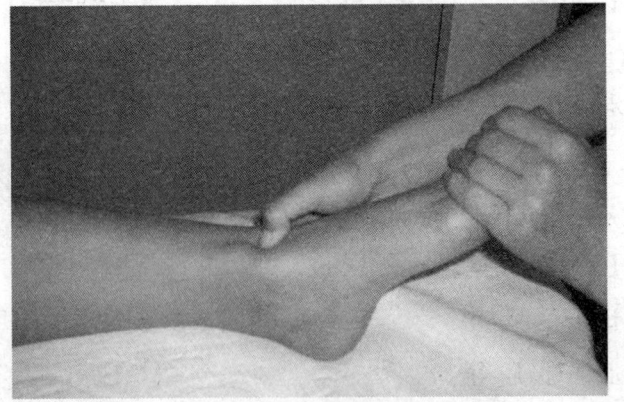

图 2—125　拇指推掌法按摩解溪反射区

72

国家职业资格培训教程

（5）适应证

气管炎、痰多、气喘和解寒。

四、注意事项

1. 按摩时一定要按照下列顺序进行：足部基本反射区→（足底部）足内侧→（足底部）足外侧→足背→足部基本反射区→放松。

2. 按摩的力度要均匀、柔和，力量要慢慢渗入，缓缓抬起，并有一定的节奏，不可忽快忽慢，时轻时重。

3. 按摩要持久有力并具有渗透性，以有酸、麻、胀感为原则，力度以能承受为度。

4. 足内、外侧和足背的肌肉比较薄弱，所以在按摩梳理的过程中要注意不要碰到骨骼而引起不适感或损伤骨膜。

5. 搓揉梳理手法不可以仅将表皮搓热，要有吸力和渗透力，使热度持久。

6. 按摩足内、外侧和足背所规定的次数只是对一般宾客而言，按摩师在操作的过程中要注意与宾客沟通，并细致观察宾客的反映，切忌搓揉的过程中吸力不够仅搓揉到表皮而引起水泡等不适的症状。

思 考 题

1. 常用按摩递质的特点和成分是什么？

2. 简述如何根据宾客的足部肤质为宾客推荐按摩递质。

3. 简述足内侧、足外侧、足背一般反射区对应脏腑组织器官的生理解剖位置和生理功能。

4. 简述足内侧、足外侧、足背一般反射区的解剖定位。

第3章

整理

第1节　小腿部整理

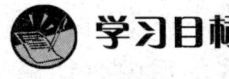 **学习目标**

➤掌握小腿部常用腧穴的名称、定位和作用，能够按血海、梁丘、内膝眼、外膝眼、足三里、三阴交、委中、承山的顺序依次对小腿部的腧穴进行按摩

➤掌握足三阴经和足三阳经在小腿部的循行方向，能够循足三阴经和足三阳经进行按摩

一、小腿部常用腧穴的名称、定位和作用

1．血海

（1）定位

髌骨内上缘上2寸（见图3—1）。

（2）作用

治疗月经不调、崩漏、经闭、瘾疹、丹毒等。

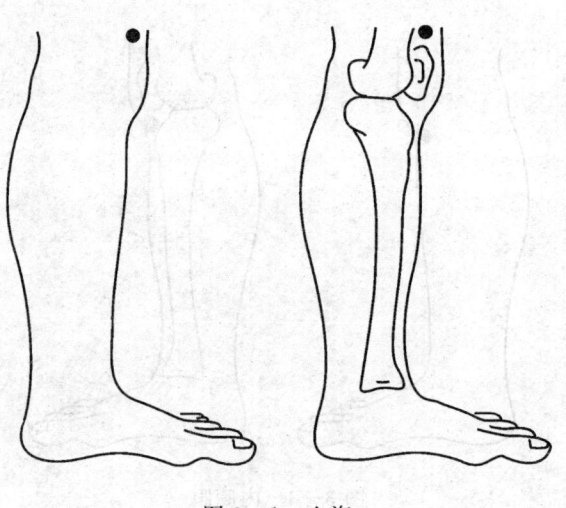

图 3—1　血海

2. 梁丘

（1）定位

髌骨外侧端上 2 寸（见图 3—2）。

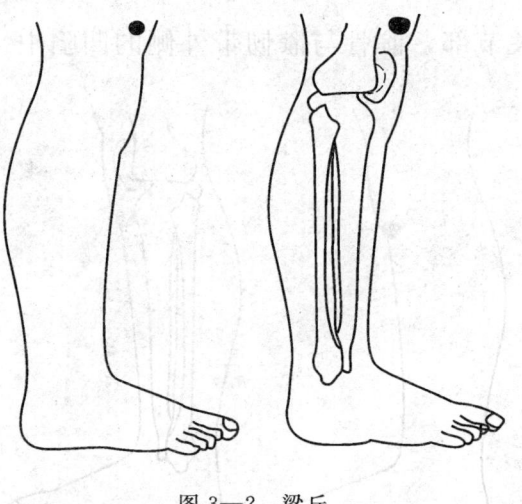

图 3—2　梁丘

（2）作用

治疗膝肿、膝痛、下肢不遂、急性胃炎、胃痛、乳腺炎。

3. 内膝眼

（1）定位

屈膝，在膝关节部，髌骨与髌韧带内侧的凹陷中（见图 3—3）。

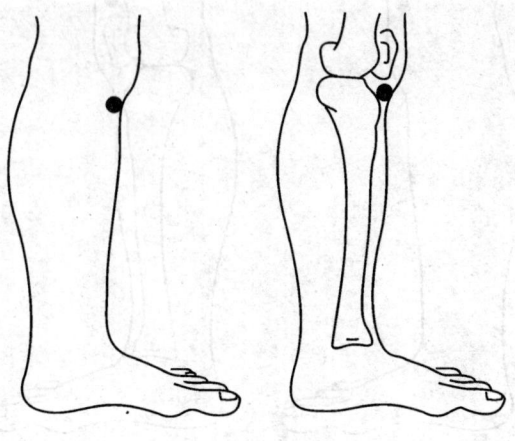

图 3—3　内膝眼

（2）作用

治疗膝关节病症，如膝关节炎、膝部肿痛等。

4．外膝眼

（1）定位

屈膝，在膝关节部，髌骨与髌韧带外侧的凹陷中（见图 3—4）。

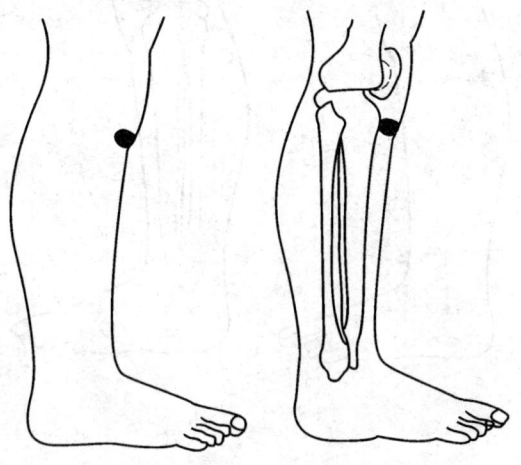

图 3—4　外膝眼

（2）作用

治疗膝关节病症，如膝关节炎、膝部肿痛等。

5. 足三里

（1）定位

外侧膝眼直下 3 寸距胫骨前嵴 1 横指（中指）处（见图 3—5）。

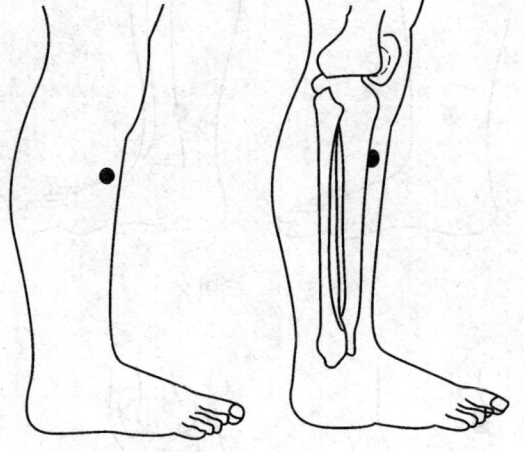

图 3—5　足三里

（2）作用

治疗胃痛、呕吐、噎膈、腹胀、泄泻、痢疾、便秘、乳痈、下肢痹痛、水肿、癫狂、脚气、虚劳羸瘦等。

6. 三阴交

（1）定位

内踝尖直上 3 寸，胫骨后缘处（见图 3—6）。

（2）作用

治疗肠鸣腹胀、泄泻、月经不调、带下阴挺、不孕、滞产、遗精、阳痿、遗尿、疝气、失眠、下肢痿痹等。

7. 委中

（1）定位

膝弯正中央的横纹上，两条大筋的中间（见图 3—7）。

（2）作用

治疗膝窝筋脉挛急、下肢麻痹、腰痛，髋关节屈伸不利、中风昏迷、半身不遂、腹痛、吐泻、疟疾、癫痫、抽搐、衄血不止、遗尿、小

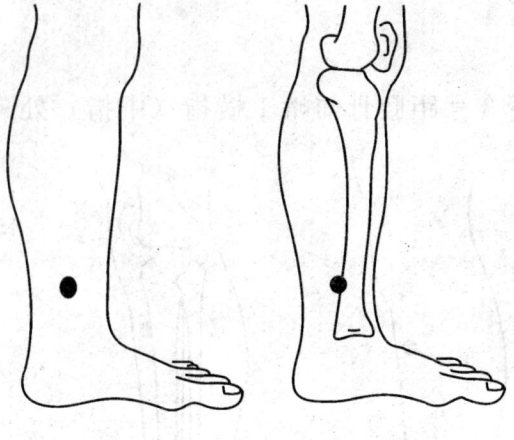

图 3—6 三阴交

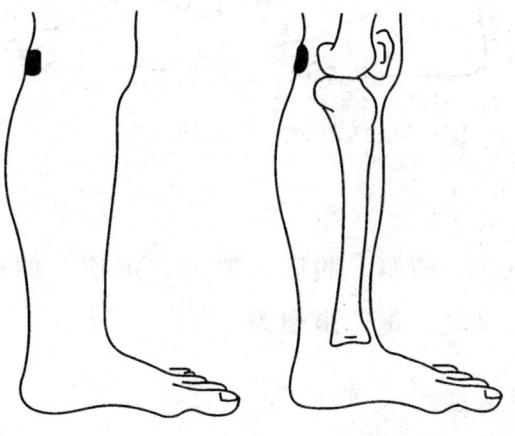

图 3—7 委中

便难、自汗、盗汗、丹毒、疔疮、坐骨神经痛、肠炎、痔疮、湿疹等。

8. 承山

（1）定位

在小腿后面正中，委中与昆仑之间，当伸直小腿或足跟上提时腓肠肌腹下出现尖角凹陷处（见图3—8）。

（2）作用

舒筋活络、调理肠腑。

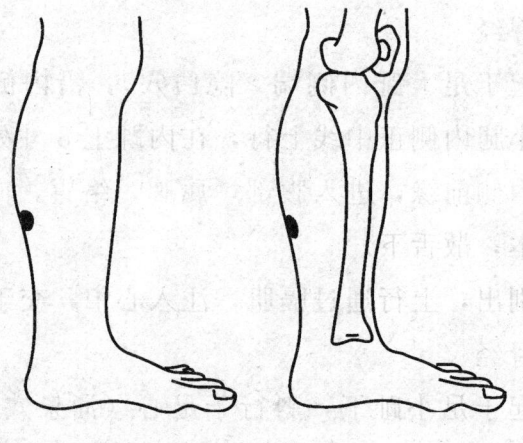

图 3—8 承山

二、足三阴经和足三阳经小腿部循行方向

1. 足三阴经（见图 3—9）

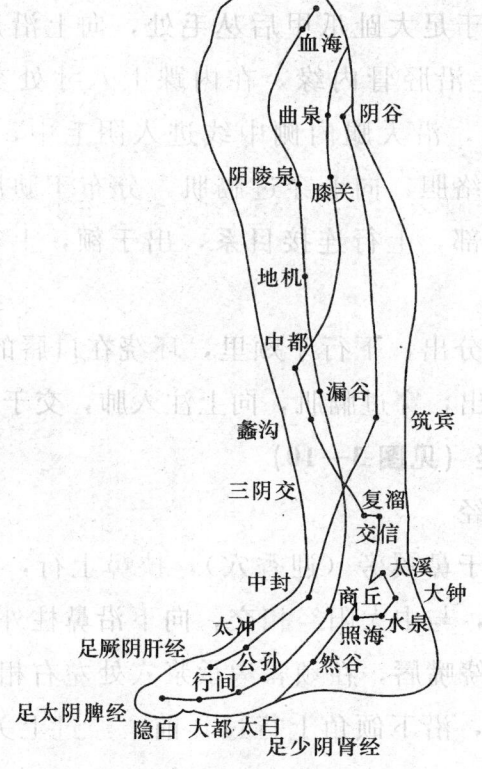

图 3—9 足三阴经

（1）足太阴脾经

足太阴脾经起于足大趾内侧端（隐白穴），沿内侧赤白肉际上行过内踝的前缘，沿小腿内侧正中线上行，在内踝上8寸处交出足厥阴经之前，上行沿大腿内侧前缘，进入腹部，属脾，络胃，向上穿过膈肌，沿食道两旁，连舌本，散舌下。

分支：从胃别出，上行通过膈肌，注入心中，交于手少阴心经。

（2）足少阴肾经

足少阴肾经起于足小趾下，斜行于足心（涌泉穴），出行于舟骨粗隆之下，沿内踝后，分出进入足跟，向上沿小腿内侧后缘，至腘内侧，上股内侧后缘入脊内（长强穴），穿过脊柱，属肾，络膀胱。

直行者：从肾上行，穿过肝和膈肌，进入肺，沿喉咙，到舌根两旁。

分支：从肺中分出，络心，注于胸中，交于手厥阴心包经。

（3）足厥阴肝经

足厥阴肝经起于足大趾爪甲后丛毛处，向上沿足背至内踝前一寸处（中封穴），向上沿胫骨内缘，在内踝上八寸处交出足太阴脾经之后，上行过膝内侧，沿大腿内侧中线进入阴毛中，绕阴器，至小腹，挟胃两旁，属肝，络胆，向上穿过膈肌，分布于胁肋部，沿喉咙的后边，向上进入鼻咽部，上行连接目系，出于额，上行与督脉会于头顶部。

分支：从目系分出，下行于颊里，环绕在口唇的里边。

分支：从肝分出，穿过膈肌，向上注入肺，交于手太阴肺经。

2. 足部三阳经（见图3—10）

（1）足阳明胃经

足阳明胃经起于鼻翼旁（迎香穴），挟鼻上行，左右侧交会于鼻根部，旁行入目内眦，与中太阳经相交，向下沿鼻柱外侧，入上齿中，还出，挟口两旁，环绕嘴唇，在颏唇沟承浆穴处左右相交，退回沿下颌骨后下缘到大迎穴处，沿下颌角上行过耳前，经过上关穴（客主人），沿发际，到额前。

第 3 章 整 理

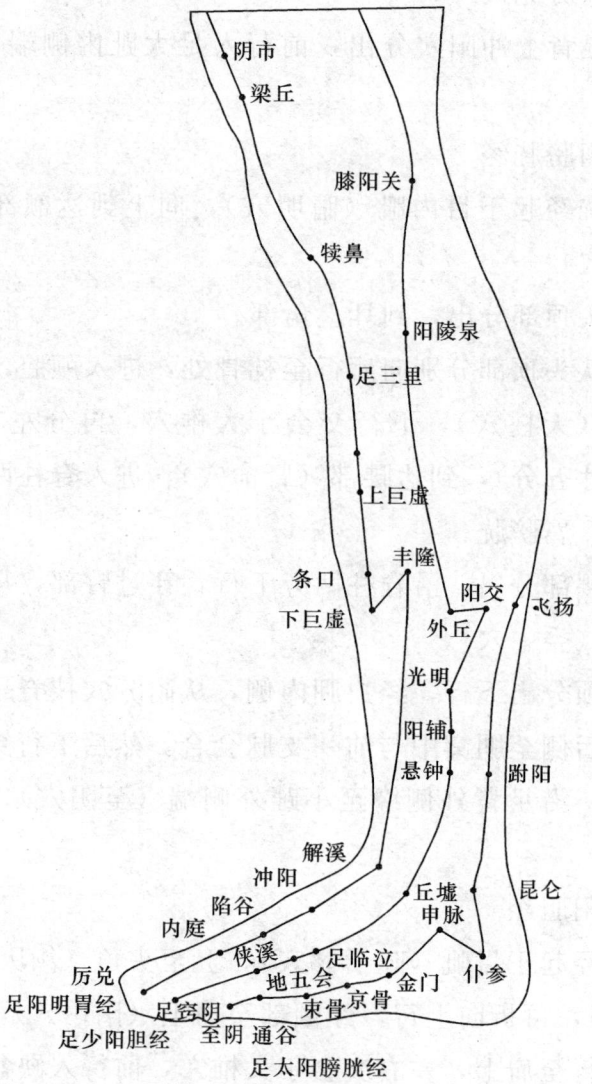

图 3—10 足三阳经

分支：从大迎穴前方下行到人迎穴，沿喉咙向下后行至大椎，折向前行，入缺盆，深入体腔，下行穿过膈肌，属胃，络脾。

直行者：从缺盆出体表，沿乳中线下行，挟脐两旁（旁开二寸），下行至腹股沟处的气街穴。

分支：从胃下口幽门处分出，沿腹腔内下行到气街穴，与直行之脉会合，而后下行大腿前侧，至膝膑，沿下肢胫骨前缘下行至足背，入足

81

国家职业资格培训教程

第二趾外侧端（厉兑穴）。

分支：从足背上冲阳穴分出，前行入足大趾内侧端（隐白穴），交于足太阴脾经。

（2）足太阳膀胱经

足太阳膀胱经起于目内眦（睛明穴），向上到达额部，左右交会于头顶部（百会穴）。

分支：从头顶部分出，到耳上角部。

直行者：从头顶部分别向后行至枕骨处，进入颅腔，络脑，回出分别下行到项部（天柱穴），下行交会于大椎穴，再分左右沿肩胛内侧，脊柱两旁（一寸五分），到达腰部（肾俞穴），进入脊柱两旁的肌肉，深入体腔，络肾，属膀胱。

分支：从腰部分出，沿脊柱两旁下行，穿过臀部，从大腿后侧外缘下行至腘窝中（委中穴）。

分支：从项分出下行，经户胛内侧，从附分穴挟脊（三寸）下行至髀枢，经大腿后侧至腘窝中与前一支脉会合，然后下行穿过腓肠肌，出走于足外踝后，沿足背外侧缘至小趾外侧端（至阴穴），交于足少阴肾经。

（3）足少阳胆经

足少阳胆经起于目眦（瞳子髎穴），上至头角（颔厌穴），再向下到耳后（完骨穴），再折向上行，经额部至眉上（阳白穴），又向后折至风池穴，沿颈下行至肩上，左右交会于大椎穴，前行入缺盆。

分支：从耳后进入耳中，出走于耳前，至目外眦后方。

分支：从目外眦分出，下行至大迎穴，同手少阳经分布于面颊部的支脉相合，行至目眶下，向下的经过下颌角部下行至颈部，与前脉会合于缺盆后，进入体腔，穿过膈肌，络肝，属胆，沿胁里浅出气街，绕毛际，横向环跳穴处。

直行者：从缺盆下行至腋，沿胸侧，过季肋，下行至环跳穴处与前脉会合，再向下沿大腿外侧，膝关节外缘，行于腓骨前面，直下至腓骨下端，浅出外踝之前，沿足背行出于足第四趾外侧端（窍阴穴）。

分支：从足背面（临泣穴）分出，前行出足大趾外侧端，折回穿过爪甲，分布于足大趾爪甲后丛毛处，交于足厥阴肝经。

三、小腿部以及循足三阴经、足三阳经的按摩

1. 小腿部按摩

（1）穴位

按血海、梁丘、内膝眼、外膝眼、足三里、三阴交、委中、承山的顺序依次对小腿部进行按摩，每个腧穴按摩 10 次。

（2）穴位点按方法

用食指关节或拇指指腹定于要按摩的穴位上，缓慢逐渐施力，待受术者有酸、麻、胀或痛感时停止加力而持续用力点按，点按 1 min 后再次重复按摩，每个穴位按摩 3 次。

每个穴位按摩完毕后用单指指腹揉法按揉放松所点按的穴位，以减轻按摩的疼痛。

2. 循足三阴经和足三阳经按摩

（1）先使用单手提拿法的手法，四指在内，拇指在外，四指沿着腿部太阴、少阴、厥阴的走向按摩小腿内侧，然后拇指用力沿着太阳、阳明、少阳经脉的走向按摩小腿外侧。

（2）再使用双手提拿的手法，四指在内，拇指在外，提拿小腿部肌肉，之后使用空心拳先内后外敲击小腿部，小腿部按摩结束。

四、注意事项

1. 在进行小腿部的放松梳理前，要先抹上适量的按摩递质后再进行，不然容易使小腿部的皮肤产生生痛等不适感。

2. 小腿部放松梳理的距离是按摩师双臂够得到的距离，不需要根据宾客小腿的长短对整条小腿进行放松梳理。

3. 按摩师在进行小腿部的梳理放松过程中，应将宾客的裤子挽起来，以免按摩递质弄脏宾客的衣服。

4. 对于小腿部汗毛较密或者较长的宾客，按摩师在进行操作的过

程中可以多抹一点按摩递质以增加润滑度而减少摩擦。对这样的宾客在搓揉放松时不可用力太大，以免动及汗毛出现疼痛或者搓揉过度导致毛囊炎。

5. 在进行小腿部的叩击整理时，空心拳叩击的部位要特别注意，不要碰到胫腓骨而引起宾客不适。

第2节 足部整理

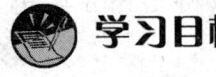学习目标

➤掌握足部骨骼、肌肉的解剖知识
➤能够对踝关节、趾关节、趾端进行放松整理
➤能够双手合掌对足背、足底进行揉搓

一、足部骨骼解剖知识

1. 骨的构造

骨的构造包括骨质、骨膜、骨髓等部分。骨质是骨的主要部分；骨膜是一层致密的结缔组织膜，薄而坚韧，紧贴在骨的表面，含有丰富的血管、淋巴管和神经等，对骨的营养、生长和感觉起重要作用；骨髓分布在髓腔和骨松质内，有造血功能。

2. 足骨

足骨共26块，分为跗骨、跖骨和趾骨3部分。足骨如图3—11所示。

（1）跗骨

跗骨位于足的后半部，共7块，分别是跟骨、距骨、楔骨（3块）、骰骨、足舟骨。跗骨可排成前、中、后3列：前列由内侧向外侧分别为楔骨（内侧楔骨、中侧楔骨、外侧楔骨）和骰骨，前列中的楔骨位于足

第 3 章 整 理

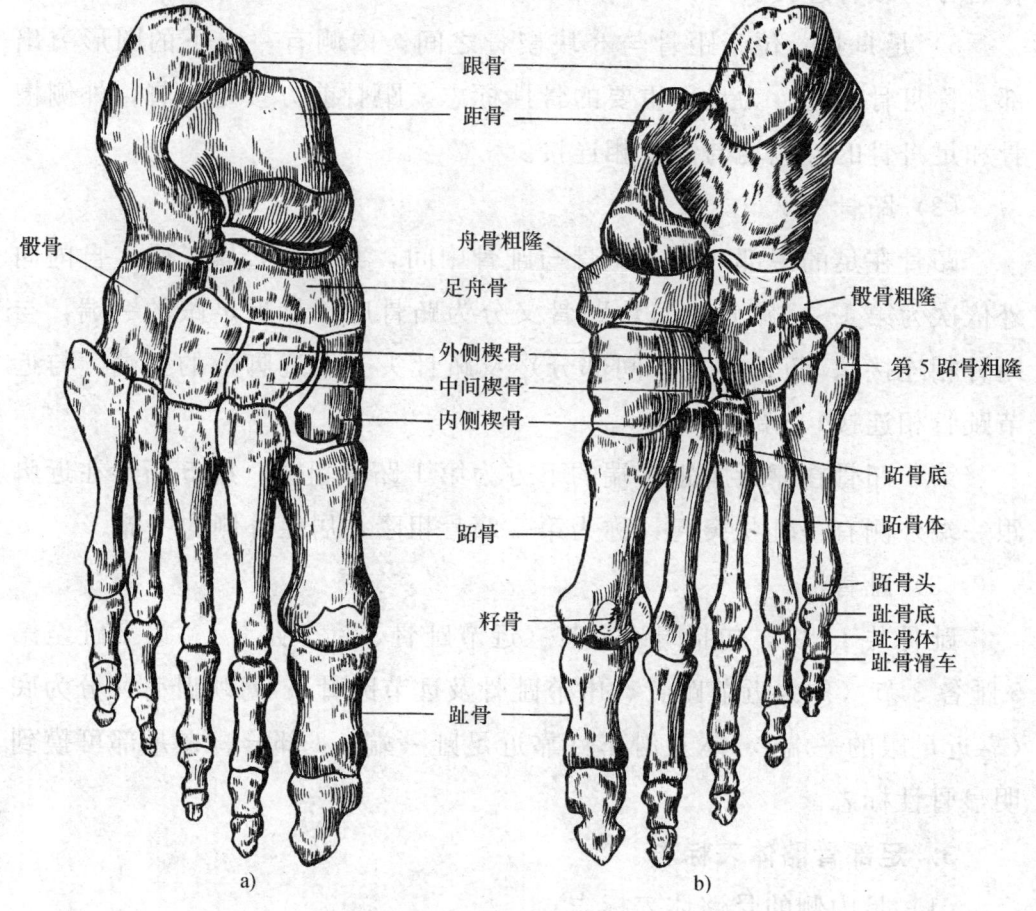

图 3—11 足骨
a) 上面 b) 下面

舟骨前方，骰骨位于跟骨前方；中列为位于距骨前内方的足舟骨；后列为前上方的距骨和后下方的跟骨。

1）跟骨。位于脚后跟处，是足骨中最大者，后端向下突出称为跟骨结节，为小腿三头肌的跟腱止点。

2）距骨。位于跟骨上方，高出其他的跗骨。距骨下方与跟骨相连接，距骨上方的关节面称距骨滑车，与胫骨、腓骨下端相连接。

3）楔骨。总共有 3 块，即内侧楔骨、中侧楔骨及外侧楔骨，分别位于舟骨与第 1～3 跖骨之间。

4）骰骨。位于跟骨之前，足外侧缘，其后方突起为骰骨粗隆。骰

85

国家职业资格培训教程

骨后方与跟骨连接。

5）足舟骨。位于距骨与 3 块楔骨之间，内侧有一向下的圆形突出部，称舟骨粗隆，为足部重要的骨性标志。距骨前方接足舟骨，外侧楔骨和足舟骨的外侧均与骰骨相连接。

（2）跖骨

跖骨在足的中部，位于跗骨与趾骨中间，共 5 块，属长骨，自内向外依次为第 1～5 跖骨。每块跖骨又分为跖骨底（靠近足跟的一端，与跗骨相连接）、跖骨体（中间部分）及跖骨头（靠近脚趾的一端，与近节趾骨相连接）3 部分。

第 1 跖骨在靠近脚跟一端的下方为第 1 跖骨粗隆；第 5 跖骨在近脚跟一端外侧有一乳状突起，称为第 5 跖骨粗隆，居足外侧的中部。

（3）趾骨

趾骨共 14 块，包括踇趾 2 节（近节趾骨、远节趾骨）；第 2 趾至第 5 趾各 3 节（称为近节趾骨、中节趾骨及远节趾骨）；每块趾骨又分为底（靠近足跟的一端）、体及滑车（靠近足趾一端）3 部分。在足部可摸到明显骨性标志。

3. 足部骨骼体表标志

（1）足内侧的骨骼体表标志

1）内踝。胫骨下端向内下放突出的部分称内踝，是重要的体表标志。

2）舟骨粗隆。内踝前约 2.5 cm 处。

3）第 1 跖骨粗隆。跖骨有 5 块，从内向外分别为第 1、2、3、4、5 跖骨，分底、体、头。第 1 跖骨的底粗大，称第 1 跖骨粗隆。

4）第 1 跖骨小头。第 1 跖骨近踇趾的一端。

5）足弓。跗骨和跖骨由韧带、肌肉牵拉形成一个凸向上的弓，称为足弓。主要的弓是足内侧的纵弓，由跟骨、距骨、舟骨、第 1 楔骨和第 1 跖骨构成。人站立时，足骨仅以跟骨结节及第 1 跖骨头、第 5 跖骨头 3 处着地，共同承受全身的重量。

（2）足外侧的骨骼体表标志

1）外踝。腓骨下端膨大部称外踝，较内踝约低一横指，是重要的体表标志。

2）第5跖骨粗隆。第5跖骨的底特别粗大称第5跖骨粗隆。

3）第5跖骨小头。第5跖骨近足趾的一端。

4. 足部关节

（1）关节构成

关节是两骨之间的一种连接，其结构包括关节面、关节囊、关节腔、韧带。

1）关节面。两骨互相接触的面，多为一凹一凸。

2）关节囊。由结缔组织构成的膜性囊，将关节密闭。

3）关节腔。关节囊与关节面之间的密闭隙，腔内为负压，可使两关节面密切接触，内含少数滑液以减少摩擦。

4）韧带。增加关节稳定性，限制关节过度活动。

（2）足部关节结构

足关节由距小腿关节、跗骨间关节、跗跖关节、跖趾关节、趾间关节构成。足部关节水平切面如图3—12所示。

1）距小腿关节。又称踝关节。由小腿胫骨下关节面和内、外踝关节面与距骨构成。由内侧韧带连接内踝、舟骨、距骨和跟骨。外侧韧带连接外踝、距骨和跟骨。外侧韧带较内侧韧带为弱，常因足过度内翻而引起损伤。踝关节可作屈伸运动。

2）跗骨间关节。包括距跟关节（距骨与跟骨）、距跟舟关节（距骨、跟骨与足舟骨）、跟骰关节（跟骨与骰骨），跗骨间关节与距跟舟关节又构成跗横关节。

3）跗跖关节。是内侧楔骨、中间楔骨、外侧楔骨3块楔骨和骰骨与第1～5跖骨底之间的关节，属于微动关节。

4）跖趾关节。是各跖骨头与近节趾骨底之间的关节，可作屈伸运动。

5）趾间关节。是各节趾骨之间的关节，可作屈伸运动。

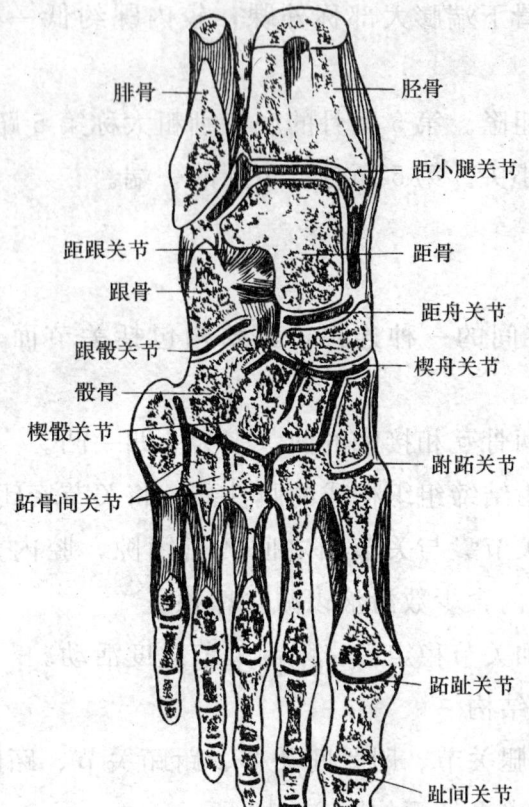

图 3—12　足部关节水平切面

二、足部肌肉解剖知识

足部肌肉的解剖如图 3—13 所示。

足肌属于骨骼肌，每块肌均有一定形态和构造，接受血管营养，受神经支配。如果支配肌肉的神经受损伤或病变，肌肉失去神经支配发生瘫痪，肌肉的血液供应受阻，可引起肌肉坏死；若肌肉长期不活动，则萎缩或退化。

1. 内侧群

（1）踇展肌——由跗骨至踇趾，作用为外展踇趾。

（2）踇短屈肌——由跗骨至踇趾，作用为屈踇趾。

（3）踇收肌——由跗骨至踇趾，作用为内收踇趾。

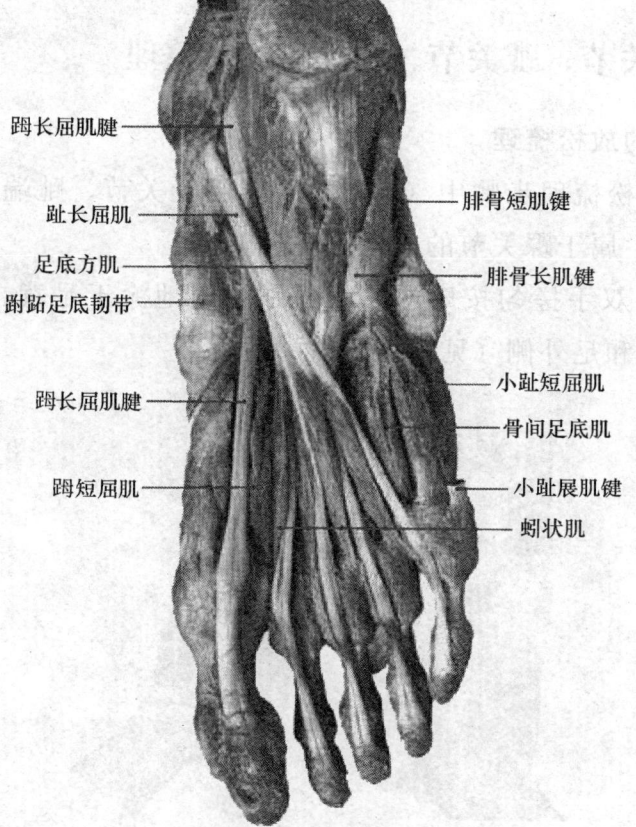

图 3—13　足部肌肉

2．外侧群

（1）小趾展肌——由跗骨至小趾，作用为展小趾。

（2）小趾短屈肌——由跗骨至小趾，作用为屈小趾。

3．中间群

（1）骨间跖侧肌——由第 3～5 跖骨到第 3～5 趾骨，作用为内收第 3～5 趾。

（2）骨间背侧肌——跖骨至第 2～4 趾骨，作用为外展第 2～4 趾。

（3）蚓状肌——由趾长屈肌腱至第 2～5 趾，作用为展跖趾关节，伸趾间关节。

（4）趾短屈肌——由跟骨结节至第 2～5 趾，作用为屈第 2～5 趾。

（5）跖方肌——由跟结节至趾长屈肌腱，作用为屈第2～5趾。

三、踝关节、趾关节、趾端的放松整理

1. 双脚的放松梳理

以下的放松梳理步骤中（2）（4）属于趾关节、趾端的放松梳理，（8）（9）（10）属于踝关节的放松梳理。

（1）先用双手搓匀按摩递质，分别均匀地涂于足背、足跟、足内侧、足底脚尖和足外侧（见图3—14）。

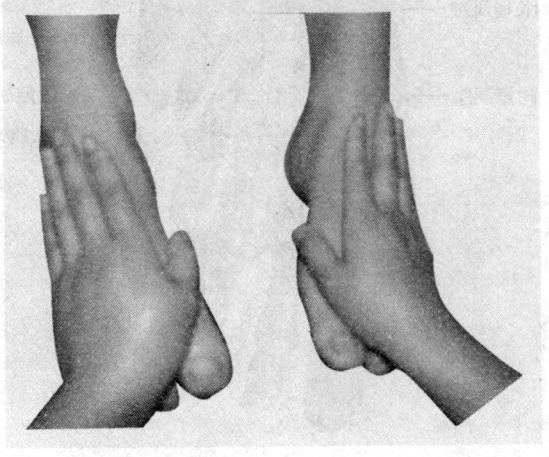

图3—14　双手搓匀按摩递质并涂于足上

（2）手掌从趾根部位起搓揉足背5次（见图3—15）。

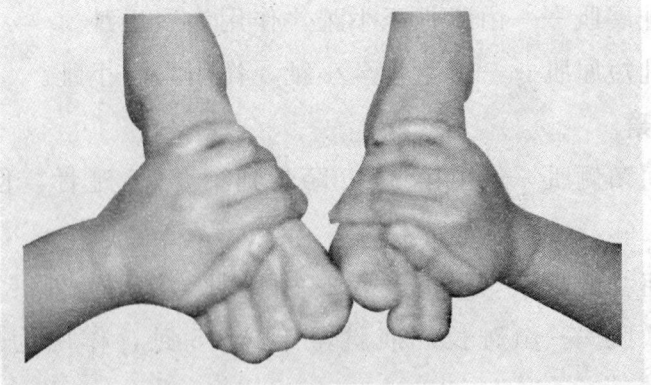

图3—15　揉足背

（3）四指放于子宫、前列腺反射区处，手掌紧贴于外踝下方，搓揉脚后跟5次（见图3—16）。

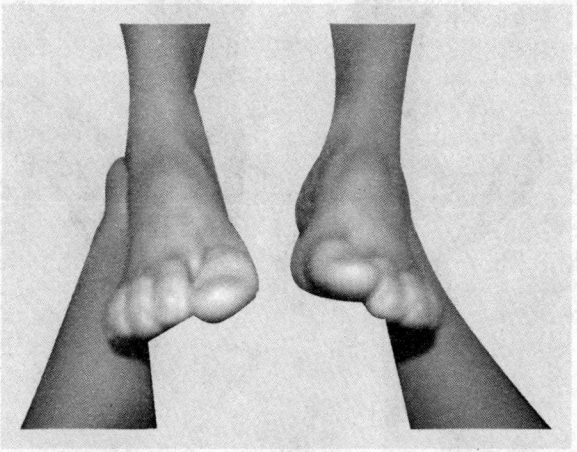

图3—16　搓揉脚后跟

（4）将四指并拢握脚趾，大拇指贴于蹞趾内侧，四指由外向内放松脚趾，共5次（见图3—17）。

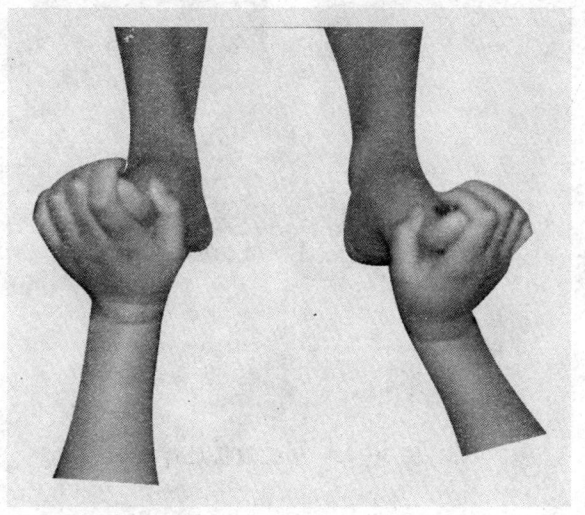

图3—17　放松脚趾

（5）用双手手掌、大小鱼际上下搓揉放松脚外侧5次（见图3—18）。

（6）用双手手掌、大小鱼际上下搓揉放松足背5次（见图3—19）。

足部按摩师（中级）

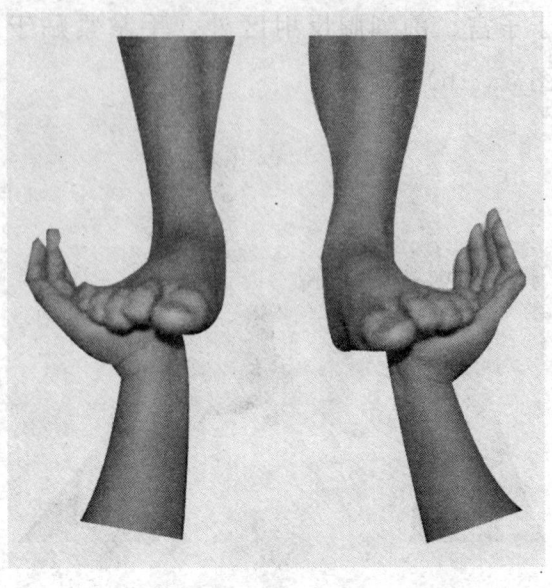

图 3—18　搓揉放松脚外侧

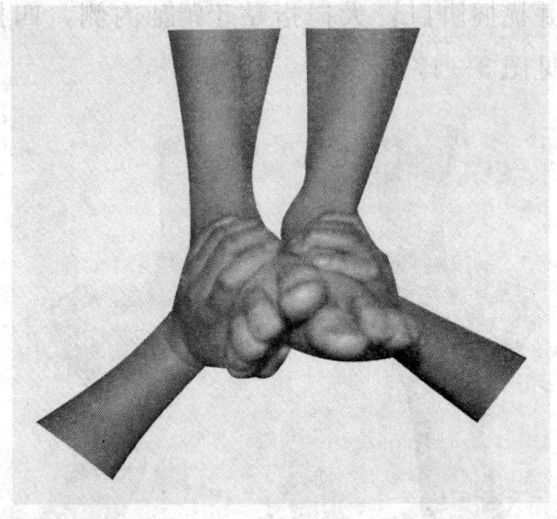

图 3—19　搓揉放松足背

（7）手握拳后，用四指第二关节刮脚底 5 次（见图 3—20）。

（8）用双手手掌紧贴前脚掌，指根贴于双脚趾，由内向外旋转 5 圈，脚随手动（见图 3—21）。

（9）用双手侧压双脚，左右各 4 次，然后双脚重叠下压 2 次（注：先左后右，见图 3—22）。

92

国家职业资格培训教程

第 3 章 整 理

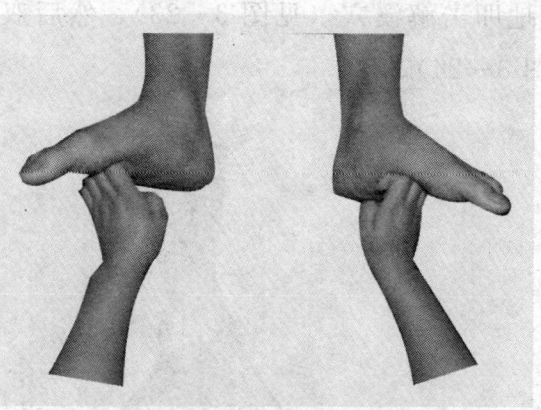

图 3—20　刮脚底

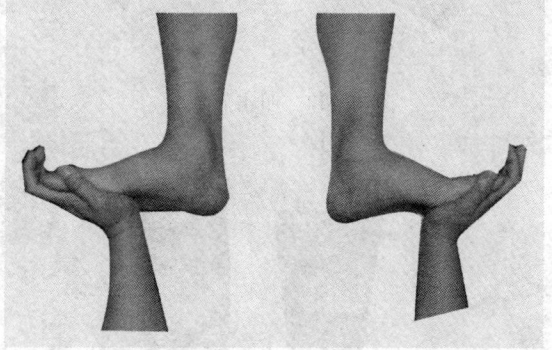

图 3—21　由内向外旋转

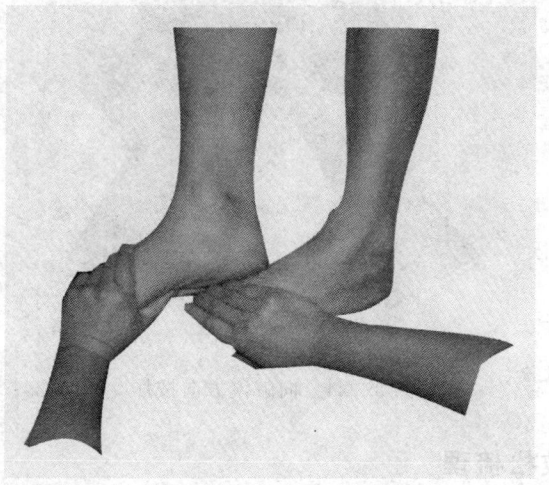

图 3—22　侧压双脚

93

国家职业资格培训教程

（10）有节奏地叩击解溪穴（见图3—23），然后双手握足向解溪方向按压5次（见图3—24）。

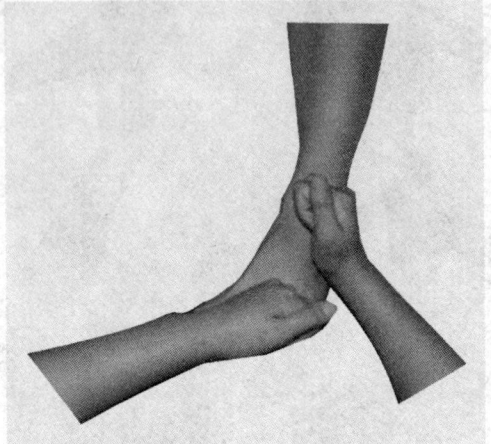

图3—23　叩击解溪穴

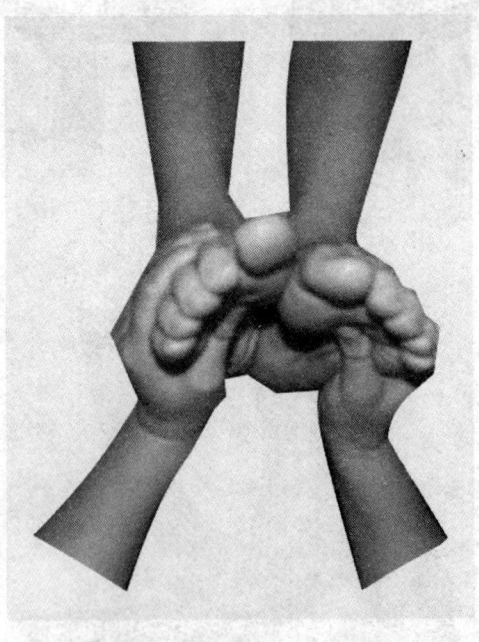

图3—24　向解溪方向按压

2. 单脚的放松梳理

（1）先均匀地将按摩递质涂抹于足背、足后跟、足内侧、足底和小腿（见图3—25）。

第3章 整 理

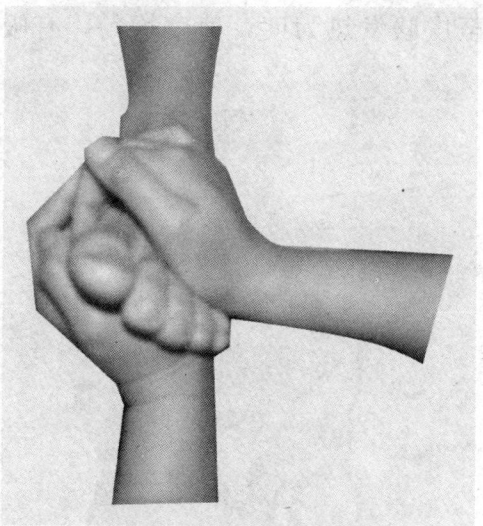

图3—25 涂抹按摩递质

（2）用双手手掌搓揉放松前脚掌至皮肤发热为度，速度均匀，有吸力（见图3—26）。

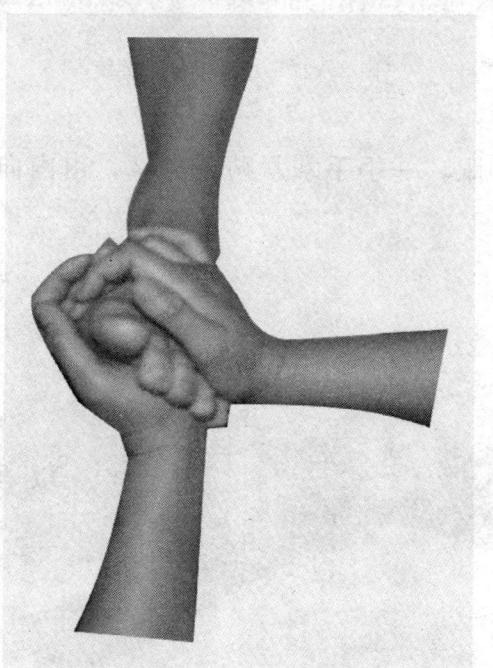

图3—26 搓揉放松前脚掌

（3）用双手小鱼际搓揉放松内、外侧的子宫、前列腺反射区和卵巢、睾丸反射区，至皮肤发热为度，速度均匀，有吸力（见图3—27）。

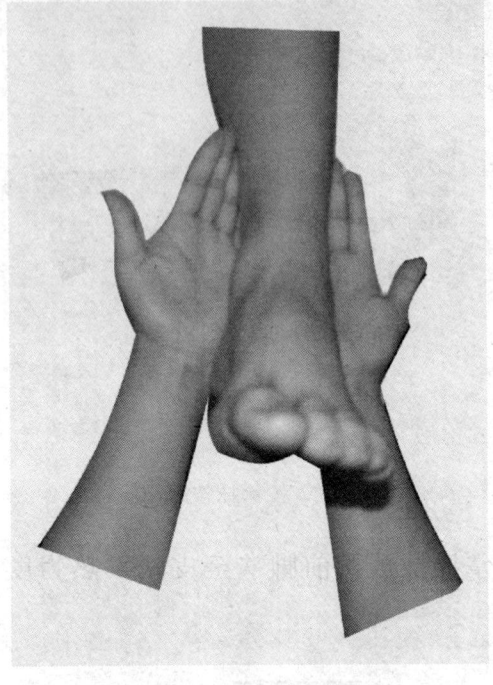

图3—27　双手小鱼际搓揉

（4）一手握脚跟，一手手掌紧贴于脚掌，由内向外旋转5次（见图3—28）。

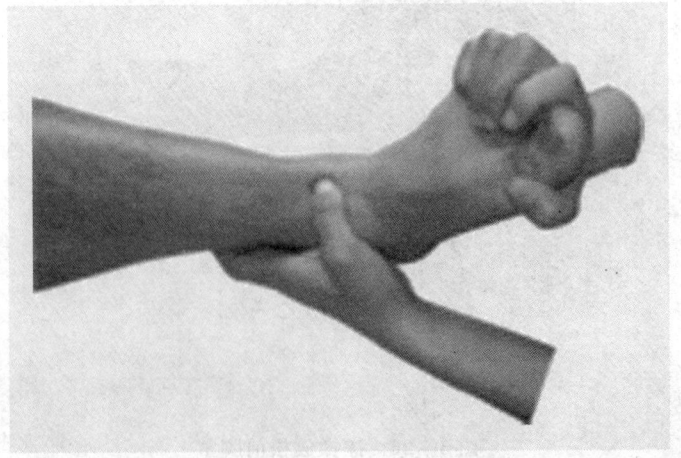

图3—28　由内向外旋转

（5）用空心拳有节奏地敲击解溪穴和趾根部位（见图3—29）。

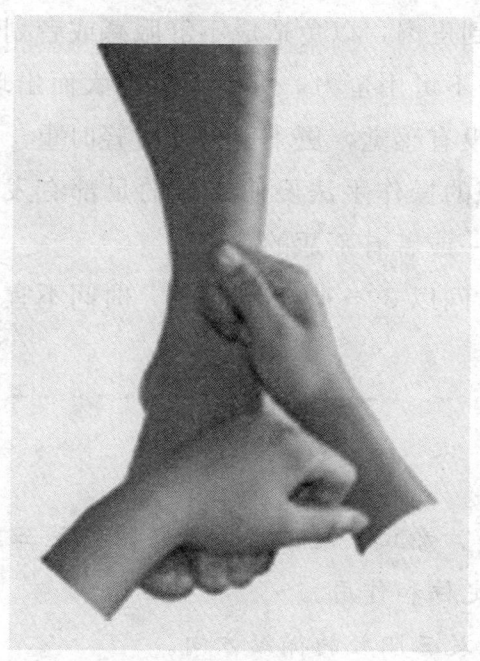

图3—29 用空心拳敲击

四、足背、足底的搓揉

1．搓揉足背

以手掌、大小鱼际为着力点，从脚趾根处沿脚背稍外侧向踝关节处搓揉5次。

2．搓揉足底

以手掌、大小鱼际为着力点，掌根相对从斜方肌反射区由上而下搓至脚跟5次。

五、注意事项

1．对于血压偏高者或者有高血压的宾客，肾上腺反射区不宜用重手法按摩，因为肾上腺分泌的肾上腺素和去甲肾上腺素均具有使心跳加快、心肌收缩力加强、小动脉收缩、血压升高的作用。

2．在按摩的过程中按摩的速度要掌握均匀，不要忽快忽慢。

3. 按摩过程中应该将足部的骨骼解剖牢记于心，注意不要压到骨头，手指甲不要划到皮肉，以免造成不舒服感或者划伤皮肤。

4. 按摩过程中不可用蛮力，力度不可过大而出现生痛、刺痛之感，也不可力度过轻，没有感觉，更不可力度时轻时重。

5. 对于大面积的操作手法要使宾客的足部有发热轻松感，避免按摩后两脚的温度不一或者有不适的感觉。

6. 每次按摩时间以 30～45 min 为宜，时间不宜过长。

思 考 题

1. 简述小腿部血海、梁丘、内膝眼、外膝眼、足三里、三阴交、委中、承山腧穴的名称、定位和作用。

2. 简述足三阴经、足三阳经的循经方向。

3. 简述对踝关节、趾关节、趾端进行放松整理的手法。